Tomate – Power für die Gesundheit

Linda und Axel Waniorek

TOMATE
Power für die Gesundheit

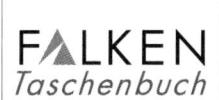

Im FALKEN Verlag sind weitere Titel zu diesem Thema erschienen.
Sie sind überall dort erhältlich, wo es Bücher gibt.

Sie finden uns im Internet: **www.falken.de**

Der Text dieses Buches entspricht den Regeln
der neuen deutschen Rechtschreibung.

Dieses Buch wurde auf chlorfrei gebleichtem
und säurefreiem Papier gedruckt.

Originalausgabe
ISBN 3 635 60519 0

© 1999 by FALKEN Verlag, 65527 Niedernhausen/Ts.
Die Verwertung der Texte und Bilder, auch auszugsweise, ist ohne Zustimmung des
Verlags urheberrechtswidrig und strafbar. Dies gilt auch für Vervielfältigungen, Übersetzungen, Mikroverfilmung und für die Verarbeitung mit elektronischen Systemen.
Umschlaggestaltung: Zembsch' Werkstatt, München
Gestaltung: Lohse Design, Büttelborn
Redaktion: Daniela Weise, München / Ronit Jariv
Herstellung: Michael Feuerer, Bad Aibling / Andreas Jacobsen
Titelbild: Bavaria, München / VCL
Fotos: FALKEN Archiv: S. 10 Studio Schmitz, München; S. 22 U. Kopp, Füssen;
S. 62, 64 W. Feiler, Karlsruhe; S. 43 B. Wegner, Bielefeld; S. 42, 45, 71, 73 TLC
Produktion: Buch-Werkstatt GmbH, Bad Aibling
Druck: FGB Freiburger Graphische Betriebe GmbH, Freiburg

Die Ratschläge in diesem Buch sind von den Autoren und vom Verlag sorgfältig erwogen
und geprüft, dennoch kann eine Garantie nicht übernommen werden. Eine Haftung der
Autoren bzw. des Verlags und seiner Beauftragten für Personen-, Sach- und Vermögensschäden ist ausgeschlossen.

817 2635 4453 6271

Inhalt

Einleitung 7

Wissenswertes über die Tomate 8
    Die verschiedenen Tomatensorten 8
    Der typische Tomatengeschmack 11
    Die Inhaltsstoffe 12
    Auch in diesen Lebensmitteln wirken Lycopene 18

So hilft die Tomate – Heilwirkungen von A bis Z 21

So hilft die Tomate in Haus und Garten 41

Die Tomatenkur 42

Tomaten in der Küche 44
    Die Verarbeitung 44
    Die Aufbewahrung und Haltbarmachung 46
    Ketchup & Co – selbst gemacht 47

Leckere und gesunde Rezepte rund um die Tomate 54
    Tomaten, Reis und Kartoffeln 54
    Tomaten und Fleisch 55
    Marinaden 55
    Tomaten und anderes Gemüse 56
    Tomatensuppen 59
    Tomatensaucen 62
    Salate 66
    Antipasti 68
    Tomatendrinks 69

Fertigprodukte mit und aus der Tomate 74
 Verarbeitete Tomaten 75
 Würzmischungen mit Tomaten 77
 Fertiggerichte mit Tomaten 77
 Tomaten und Fast Food 78
 Nahrungsergänzungsmittel mit Tomaten 78

Anhang 79
 Verzeichnis der Abkürzungen 79
 Literatur 79
 Register 80

Einleitung

Noch zu Beginn des 19. Jahrhunderts war die Tomate eine reine Zierpflanze und niemand wollte sie essen, nicht zuletzt wegen ihrer auffallend roten Farbe. Inzwischen hat sich das grundlegend geändert und die Tomate kommt in den verschiedensten Variationen auf den Tisch. In vielen Gärten wird sie im Sommer kultiviert, ja sogar auf Balkonen findet man sie in Töpfen und Kübeln. Hobbygärtner können ohne große Mühe mit einer guten Ernte rechnen. Im Volksmund hat die Tomate so wohlklingende Namen wie Liebesapfel, Paradiesapfel, Goldapfel oder Paradeiser, denn die rote Farbe der reifen Früchte bringen wir unbewusst mit Liebe und Lebenskraft in Verbindung. So verwundert es nicht, dass der Tomate auch eine aphrodisierende Wirkung zugeschrieben wurde.

Die Tomate ist nicht nur ein wohlschmeckendes Nahrungsmittel – in ihr steckt noch viel mehr. Wissenschaftler haben in den letzten Jahren in verschiedenen Studien ihren unschätzbaren Wert für unsere Gesundheit bewiesen. Denn die Tomate enthält eine ganze Menge wertvoller Inhaltsstoffe. Sie stärkt in besonderem Maße unsere Abwehrkräfte und zögert den Alterungsprozess der Zellen hinaus. Sie senkt das Herzinfarktrisiko und beugt Krebs vor. Mit Tomaten und Tomatenprodukten bleiben wir länger geistig fit. Darüber hinaus wirkt die Tomate wie Kosmetik von innen. Ohne großen Aufwand lässt sie uns länger jugendlich und gesund aussehen.

Die Tomate ist ein wichtiger Bestandteil einer gesunden, an der Mittelmeerküche orientierten Ernährung. Und das Beste: Auch wer's gern schnell und unkompliziert mag, kann von den wertvollen Inhaltsstoffen der Tomate profitieren. Denn sie sind auch in vielen schmackhaften Fertigprodukten mit und aus der Tomate enthalten.

In diesem Buch erfahren Sie alles, was Sie über die Tomate wissen sollten, wie Sie sie für Ihre Gesundheit einsetzen und wie Sie sie schmackhaft zubereiten können.

Wissenswertes über die Tomate

Die Tomate gehört zu den Nachtschattengewächsen. Usprünglich stammt sie aus Südamerika. Zu uns gelangte sie aus Peru und Mexiko. Schon Ende des 16. Jahrhunderts wurde sie in Europa als Zierfrucht heimisch. Zu diesem Zeitpunkt galt sie noch als giftig. Seit Mitte des 19. Jahrhunderts kultivierte man sie dann auch als Gemüsepflanze.

Die Tomate galt bereits zu Beginn unseres Jahrhunderts bei uns und in Nordamerika als eines der besten natürlichen Heilmittel, beispielsweise gegen Leberbeschwerden und Nierenerkrankungen. Von der Schulmedizin wurde ihr allerdings keine Bedeutung beigemessen. Hier stand beispielsweise die Entwicklung von Penicillin und von Antibiotika im Vordergrund. Als beobachtet wurde, dass Menschen, die reichlich Tomaten verzehrt hatten, deutlich weniger an bestimmten Krebsarten erkrankten, wurden wissenschaftliche Studien durchgeführt, die diese Wirkung eindeutig belegten.

Die verschiedenen Tomatensorten

Es gibt eine Vielzahl verschiedener Tomatensorten. Sie unterscheiden sich in Form, Farbe und Geschmack. Einige Sorten haben mehr Fruchtfleisch, andere sind saftreicher. Jede Sorte hat ihr eigenes, unverwechselbares Aroma. Durch neue Züchtungen, die oft auch den Ansprüchen in Bezug auf Reifeprozess, Verarbeitung und Kundenakzeptanz angepasst werden, kommen immer neue Sorten hinzu. Der Kunde kann die einzelnen Sorten oft nicht unterscheiden, da sie nicht genau deklariert werden. In der Regel finden wir nur Vermerke wie beispielsweise „Fleischtomaten" oder einfach nur „Tomaten aus Holland" angegeben. Wirklich aufschlussreiche Informationen sind leider auch vom Verkaufspersonal oft nicht zu erhalten.

Wenn Sie selbst Tomaten anbauen, sollten Sie ruhig einmal verschiedene Sorten ausprobieren. Es steht eine große Auswahl zur Verfügung. Da es frühe, mittelfrühe und späte Sorten gibt, haben Sie außerdem die Möglichkeit, mit wenigen Pflanzen über einen großen Zeitraum im Sommer frische, sonnengereifte Tomaten zu ernten.

Die häufigsten im Handel angebotenen Sorten sind:

Fleischtomaten
Fleischtomaten sind die größten Tomaten. Sie haben viel Fruchtfleisch und Saft. Diese Tomaten schmecken sehr intensiv und lassen sich überall einsetzen. Durch die unregelmäßigen Kammern, in denen sich die Kerne befinden, zerfallen sie nicht so leicht. Sie liegen im Preis meist deutlich über den Rundtomaten und werden häufig als Rohkost verwendet.

Halbfleischtomaten
Diese Tomaten sind etwas kleiner als die Fleischtomaten, haben aber auch viel Fruchtfleisch. Der Geschmack ist angenehm. Die Tomaten lassen sich gut verarbeiten. Für den Laien ist der Unterschied zu den Fleischtomaten oft nicht zu erkennen. Im Handel wird vielfach gar nicht darauf hingewiesen, dass hier ein Unterschied besteht.

Rundtomaten
Dies sind die bei uns am häufigsten angebotenen Tomaten. Sie sind sehr saftreich und haben ein gutes Fruchtfleisch. Bei einigen dieser Tomaten fehlt es aber etwas am intensiven Geschmack. Das ist auf die Anbauweise (Treibhausanbau) zurückzuführen. Man sollte also beim Kauf unbedingt darauf achten, dass die Tomaten sonnengereift sind. Rundtomaten werden sowohl gekocht als auch roh gegessen.

Rispentomaten
Auch Strauch- oder Traubentomaten genannt. Sie werden meistens zu mehreren am Stiel angeboten, was sie äußerlich ansprechend macht und Natürlichkeit vermittelt. Der Geschmack ist intensiv und fruchtig. Diese Tomaten haben viel Fruchtfleisch und sind sehr saftig. Sie sind mittel-

groß und eignen sich für alle Verwendungszwecke. In der Regel sind sie etwas teurer, man wird aber auch durch den guten Geschmack belohnt.

Flaschentomaten
Auch Birnen- oder Eiertomaten genannt. Die Form ist länglich, das Fleisch sehr fest. Sie haben sehr wenig Kerne. Bei uns sind sie hauptsächlich in Dosen als geschälte Tomaten erhältlich, doch inzwischen werden sie immer häufiger im Handel angeboten. Noch werden sie in der Küche selten verwendet, obwohl sie eigentlich vielfältig einsetzbar sind. Außerdem lassen sie sich aufgrund des festen Fleisches auch gut schneiden. Oft sind sie allerdings weniger saftreich als andere Tomatensorten.

Kirschtomaten
Kirschtomaten, auch Cherrytomaten oder Cocktailtomaten genannt, sind die kleinsten Tomaten. Die Früchte sind rot, gelb oder orange. Sie haben ein besonders intensives Aroma. Bei uns werden sie hauptsächlich

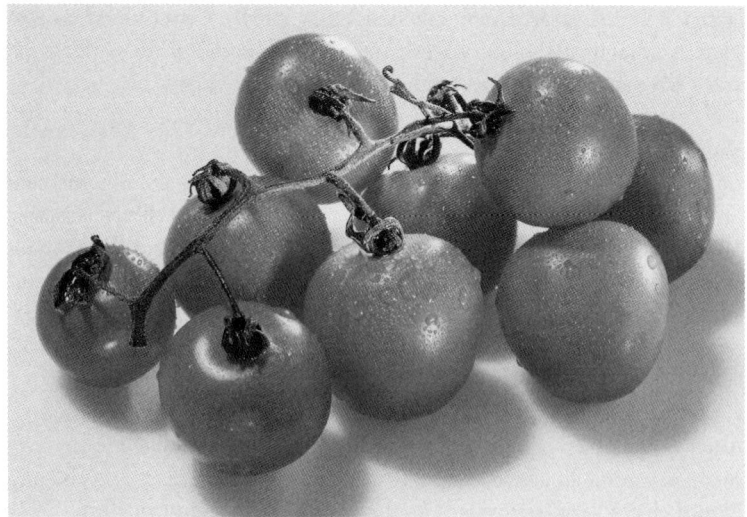

Klein, aber oho: Kirschtomaten

zum Verzieren verwendet, womit man dem, was in ihnen steckt, in keiner Weise gerecht wird. Überdies kann man damit auch Kinder, die sonst keine frischen Tomaten essen, für dieses Gemüse begeistern. Es gibt auch noch gelbe, birnenförmige Tomaten, die sehr klein sind. Sie werden im Handel selten angeboten, sind aber in Gartenmärkten als Samen erhältlich.

Der typische Tomatengeschmack

Der typische Tomatengeschmack ist abhängig von den Sorten und den Wachstumsbedingungen. Er ist bei sonnengereiften Tomaten fruchtig intensiv bis süßlich mit einer leicht säuerlichen Komponente. Dies scheint sich im ersten Moment zu widersprechen, trifft aber den typischen Tomatengeschmack sehr gut. Für Rohkost und Salate werden die Tomaten mit dem intensivsten Geschmack verwendet.

Der oft eher unzureichende Geschmack bei einigen Tomaten ist darauf zurückzuführen, dass Tomaten unreif geerntet, gewachst und oberflächenbehandelt werden. So können sich teilweise die durch den Reifeprozess in der Sonne entstehenden Geschmacksstoffe nicht voll entwickeln. Diese Methode der Ernte und Behandlung garantiert eine längere Lagerdauer und schützt den Handel so vor Verlusten.

Bei genmanipulierten Tomaten werden die Gene so verändert, dass das Verderben hinausgezögert wird. Zuverlässige und eindeutige Erkenntnisse über die Auswirkungen von genmanipulierten Lebensmitteln auf die Gesundheit des Menschen werden wohl erst in einigen Jahren vorliegen, wenn diese im täglichen Verbrauch erprobt sind. Von einigen Wissenschaftlern hochgelobt, sind diese Lebensmittel jedoch keineswegs unumstritten.

Insbesondere wenn man sie roh verwendet, aber auch in anderen Fällen sollte man auf saftreiche, sonnengereifte Tomaten mit intensivem Geschmack zurückgreifen, auch wenn diese teilweise etwas teurer sind. Bei Fertigprodukten weiß man meist nichts über Sorten und Anbau, da dies für den Verbraucher nicht kenntlich gemacht wird. Hier kann man natürlich auf Produkte aus kontrolliert biologischem Anbau oder andere Produkte mit Gütezeichen zurückgreifen.

Die Inhaltsstoffe

Die Tomate ist ein kalorienarmes, schmackhaftes Gemüse. Sie enthält viele Vitalstoffe, aber nur 17 Kilokalorien bzw. 71 Kilojoule pro 100 Gramm. Die Inhaltsstoffe der Tomate beeinflussen viele Bereiche unserer Gesundheit positiv. Einzelne Inhaltsstoffe wie beispielsweise die Lycopene wirken auch isoliert. Eine besonders gute Wirkung wird in der Regel dann erzielt, wenn dem Körper die Inhaltsstoffe in ihrer Gesamtheit zugeführt werden. Dies ist dann der Fall, wenn eine gesunde Ernährung eingehalten wird.

Die Tomate enthält eine interessante Kombination der verschiedenen Vitalstoffe. Darüber hinaus ist sie als besonders wasserhaltige, kalorienarme Frucht eine ideale isotonische Erfrischung. Mit der Tomate können wir unseren Körper mit Vitalstoffen versorgen, ohne ihn mit Energie liefernden Nährstoffen zu überfüttern.

Lycopene und Beta-Carotin – für beide ist die Tomate eine reiche Quelle – schützen unseren Körper vor den so genannten freien Radikalen, vor oxidativem Stress und Schädigungen durch UV-Strahlen – Gefahren für unseren Körper, die als immer gravierender angesehen werden. Freie Radikale sind aggressive, schädliche Substanzen, die durch Umwelteinflüsse, Abgase, Smog, Ozon, Sonneneinstrahlung, Genussgifte und Stress im Körper entstehen können.

Die Biostoffe aus der Tomate sind Radikalenfänger und zögern so die Zellalterung hinaus, verbessern unsere Immunabwehr und verringern die Gefahr von Tumorerkrankungen. Menschen, die die Kraft der Tomate nutzen, bleiben länger jung und vital. Darüber hinaus wirkt die Tomate als Kosmetik von innen, Haut und Haare bekommen ein natürlich gesundes Aussehen.

Aromastoffe

Das typische, frisch-fruchtige Tomatenaroma wird durch eine Vielzahl von Substanzen bestimmt. Zur Zeit sind etwa hundert Aromastoffe in der Tomate identifiziert worden. Auf die Sinne des Menschen wirken sie belebend, erfrischend und appetitanregend, auf die Seele öffnend und entspannend. In der Sonne am Strauch ausgereifte Tomaten enthalten deutlich mehr Aromastoffe als Tomaten, die grün gepflückt werden und während der Lagerung nachreifen.

Farbstoffe

Für die Farbe der Tomate sind die Lycopene, verschiedene Pigmente, Flavone und Beta-Carotin verantwortlich. Diese Farbstoffe geben der Tomate aber nicht nur ein ansprechendes Äußeres, sie leisten als Vitalstoffe auch einen großen Beitrag zu unserer Gesundheit.

Zu den Farbstoffen der Tomate gehört auch Chlorophyll. Es bestimmt die Farbe der unreifen Tomate und wandelt sich während des Reifeprozesses in die wertvollen roten Lycopene um.

Lycopene (Lycopin)

Lycopene, oft auch als Lycopin bezeichnet, sind die Farbstoffe, die Tomaten, Guaven, Wassermelonen und der roten Grapefruit die charakteristische rote Farbe geben. Auch Hagebutten, Aprikosen, Pfifferlinge, Safran, einige Garnelenarten und Fischsorten enthalten Lycopene (Seite 18). Die Konzentration ist in den verschiedenen Tomatensorten unterschiedlich. So enthalten kräftig rot gefärbte Tomaten sehr viel Lycopene, gelbe Tomaten zum Teil gar keine. Sonnengereifte Tomaten, wie sie üblicherweise für die Herstellung von Tomatenmark, Ketchup und anderen Tomatenprodukten verwendet werden, weisen den höchsten Gehalt an Lycopenen auf.

Lycopene gehören zur Stoffgruppe der Carotinoide, zu der auch Beta-Carotin (Provitamin A) gehört. Im Gegensatz zu Beta-Carotin haben die Lycopene keine Vitamin-Funktion. Dennoch sind sie für unseren Körper von großer Bedeutung. Während schon lange bekannt ist, wie wichtig Beta-Carotin für den menschlichen Körper ist, ist das Wissen um die positiven Wirkungen der Lycopene noch verhältnismäßig jung.

Beim Menschen lassen sich Lycopene im Gewebe und im Blut nachweisen. Untersuchungen haben gezeigt, dass Lycopene eine hemmende Wirkung bei Krebs, Alterserscheinungen und anderen Erkrankungen haben. Darüber hinaus haben sie gezeigt, dass eine hohe Lycopen-Konzentration im Blut mit einem niedrigen Risiko, an Bauchspeicheldrüsen-, Gallenblasen- und Mastdarmkrebs zu erkranken, verbunden ist.

Durch ihre Struktur (so genannte konjugierte Doppelbindungen) sind Lycopene wie Beta-Carotin und Vitamin E starke Radikalenfänger. Sie sind in ihrer Wirkung gegen freie Radikale etwa doppelt so stark wie Beta-Carotin. Lycopene wirken in unserem Körper als Antioxidanzien, was ihre Wirkung gegen oxidativen Stress erklärt. Die Lycopene sind nicht nur hochwirksam, sondern auch stabil, das heißt, sie bleiben auch bei der Verarbeitung beispielsweise zu Tomatenmark oder Ketchup vollständig erhalten.

Man hat sogar herausgefunden, dass Lycopene aus Tomatenprodukten besser verfügbar sind als aus frischen Tomaten. Dies liegt zum Teil sicher daran, dass für Tomatenprodukte spezielle ausgereifte Freilandtomaten aus den Mittelmeerländern verwendet werden, aber auch daran, dass Lycopene beim Erhitzen nicht zerstört werden. Damit unser Körper Lycopene und Beta-Carotin verwerten kann, müssen Tomaten und Tomatenprodukte zusammen mit Fetten, zum Beispiel einem guten Pflanzenöl, verzehrt werden. Hierzu reichen schon wenige Tropfen Oliven- oder Sonnenblumenöl an der Salatsauce. Darüber hinaus hat das im Pflanzenöl enthaltene Vitamin E eine ähnliche Wirkstruktur wie Lycopene und Beta-Carotin und verstärkt so noch deren Wirkung.

Mit Lycopenen verwandte Farbstoffe
Die meisten Gemüsefarbstoffe gehören wie die Lycopene zur Gruppe der Carotinoide. So auch der Farbstoff der roten Paprika. Grünes Gemüse enthält Farbstoffe der Untergruppe der Xantophylle. Alle Gemüsefarbstoffe haben etwas gemeinsam: Sie sind gute Radikalenfänger und sind Bestandteil einer Ernährung, die gegen Krebs wirkt.

Fruchtsäuren

In der Tomate sind die Fruchtsäuren Apfelsäure und Citronensäure enthalten. Sie helfen dem Körper, Mineralstoffe schneller aufzunehmen. Außerdem wirken sie als innerliche Hautpflege bei fettender und unreiner Haut.

Kohlehydrate

Die Tomate enthält Kohlehydrate in Form von Faserstoffen (Ballaststoffen) und als sofort bioverfügbaren Fruchtzucker.

Ballaststoffe
Wie viele andere Gemüsearten enthält die Tomate Ballaststoffe, die unser Körper für die Verdauung braucht. Sie sorgen unter anderem dafür, dass krebserregende Stoffe, die so genannten Kanzerogene, weniger schnell vom Körper aufgenommen sowie schneller und besser ausgeschieden werden können. Ballaststoffe sind für unsere Gesundheit und Leistungsfähigkeit sehr wichtig.

Fruchtzucker (Fruktose)
Fruchtzucker ist, wie Traubenzucker (Dextrose), eine vom Körper sofort verwertbare Energiequelle. Da Fruchtzucker insulinunabhängig abgebaut werden kann, dürfen Diabetespatienten täglich bis zu 30 Gramm Fruchtzucker aufnehmen.

Mineralstoffe

Mineralstoffe sind wichtig, um die Körperfunktionen aufrechtzuerhalten. Sie sind verantwortlich für den osmotischen Druck in der Körperflüssigkeit und die Bildung von Puffersystemen. Darüber hinaus sind sie biologisch wirksame Bestandteile vieler organischer Verbindungen in unserem Körper. Sie beeinflussen unter anderem auch die Blutgerinnung, den Energiestoffwechsel, den Knochenaufbau, die Muskelfunktionen, die Nervenfunktionen und den Sauerstofftransport. Ihre Aufnahme wird durch Fruchtsäuren erleichtert.

Calcium
Calcium wird wie Magnesium für die Bildung von Knochen und Zähnen benötigt. Darüber hinaus ist es für die Blutgerinnung sowie die Erregbarkeit von Nerven und Muskeln mitverantwortlich. In Tomaten ist es nur in geringer Menge enthalten.

Kalium

Kalium ist der wichtigste Mineralstoff der Tomaten. Es ist an der Regulierung des osmotischen Drucks innerhalb der Zelle in der intrazellulären Flüssigkeit maßgeblich beteiligt. Kalium wird für das Säure-Basen-Gleichgewicht, die neuromuskuläre Reizbarkeit und die Muskelkontraktion benötigt. Auch bei der Regulation der Zellproteine und der Aktivität einiger Enzyme spielt Kalium eine wichtige Rolle. Kalium ist in den Verdauungssäften des Magen-Darm-Traktes enthalten. Es wird über die Nieren ausgeschieden. Kaliummangel kann zu Muskelschwäche bis hin zu Lähmungserscheinungen und Störungen der Herztätigkeit führen.

Magnesium

Magnesium ist in Tomaten nur in geringer Menge enthalten. Wichtig ist, dass dieses Magnesium in bioverfügbarer Form vorliegt. Es ist Bestandteil und Aktivator verschiedener Enzyme des Kohlenhydrat- und Proteinstoffwechsels. Es findet sich in Knochen, Zähnen und Sehnen.

Natrium

Tomaten enthalten sehr wenig Natrium und sind so auch für eine natriumarme Ernährung geeignet. Natrium ist an der Aufrechterhaltung des osmotischen Drucks beteiligt und beeinflusst den Säure-Basen-Haushalt.

Phosphor

In Tomaten ist Phosphor nur in geringer Menge enthalten. Es ist für den Energiestoffwechsel besonders wichtig. Außerdem ist es am Aufbau von Knochen und Zähnen beteiligt. Eine zu hohe Konzentration von Phosphor im Körper kann zu Hyperaktivität führen.

Vitamine

Vitamine sind für den menschlichen Körper lebenswichtig. Man unterscheidet wasser- und fettlösliche Vitamine. Während fettlösliche Vitamine vom Körper zum Teil gespeichert werden können, müssen wasserlösliche Vitamine dem Körper ständig zugeführt werden. Vitamine sind mitverantwortlich für die Abwehr von Infektionskrankheiten, die Immunstärkung, die Beschaffenheit von Haut und Haaren, für Wachstum und Sehfähigkeit

Provitamin A (Beta-Carotin)
Tomaten sind eine besonders reiche Beta-Carotin-Quelle. Beta-Carotin ist das wichtigste Provitamin A. Vitamin A ist für den Sehvorgang von großer Bedeutung, da es an der Bildung des Sehpurpurs beteiligt ist. Darüber hinaus ist es für Aufbau und Erhalt von Haut und Schleimhaut und für unser Wachstum verantwortlich. Beta-Carotin ist wie Lycopene und Vitamin E ein starker Radikalenfänger. Auch in Tomatensaft und anderen schonend hergestellten Produkten aus Tomaten findet man Provitamin A.

Vitamine der B Gruppe
Vitamine der B-Gruppe sind wasserlösliche Vitamine. Unser Körper kann sie nicht speichern, so dass sie regelmäßig zugeführt werden müssen. Tomaten enthalten folgende Vitamine der B Gruppe:
- Vitamin B_1 (Thiamin)
- Vitamin B_2 (Riboflavin)
- Niacin

Vitamin C (Ascorbinsäure)
Während die Tomateninhaltsstoffe Lycopene und Beta-Carotin öllösliche (lipophile) Radikalenfänger sind, ist Vitamin C der wasserlösliche (hydrophile) Radikalenfänger. Vitamin C steigert die Abwehrkräfte. 100 Gramm frische Tomaten enthalten im Durchschnitt 24 Milligramm Vitamin C.

Vitamin E (Alpha-Tocopherol)
Vitamin E ist hauptsächlich in guten Pflanzenölen enthalten. Aber auch die Tomate enthält Vitamin E. Es stärkt Herz und Kreislauf. Die Herzkranzgefäße werden gekräftigt und die Durchblutung verbessert. Darüber hinaus beugt es Erschöpfungszuständen vor.

Spurenelemente

Spurenelemente sind, auch wenn vom Körper nur – wie der Name sagt – in Spuren benötigt, für ihn genauso wichtig wie Vitamine und Mineralstoffe. Sie müssen dem Körper mit der Nahrung zugeführt werden. Tomaten enthalten die Spurenelemente Eisen, Kupfer und Mangan.

Sonstige Inhaltsstoffe

Die Tomate ist ein Nachtschattengewächs. In unreifen Früchten befindet sich, wie in grünen Kartoffeln, das giftige Solanin. In den Blättern der Tomatenpflanze befinden sich das antibiotisch wirkende Tomatin sowie verschiedene insektentötende Wirkstoffe.

Auch in diesen Lebensmitteln wirken Lycopene

Lycopene sind nicht nur in Tomaten, sondern auch in anderen Obst- und Gemüsesorten, aber auch in Fisch, Schalentieren und Fleisch, enthalten. Diese Lebensmittel haben ebenfalls eine positive Wirkung auf unsere Gesundheit. Oft lassen sie sich gut mit der Tomate kombinieren. So wird die Wirkung verstärkt und durch die weiteren Inhaltsstoffe ergänzt. Die nachfolgenden Obst- und Gemüsesorten sowie Fisch- und Fleischsorten sollten neben Tomaten einen festen Platz in Ihrer Ernährung haben.

Rote Grapefruit

Die Grapefruit, besonders die rote oder rosa Grapefruit, ist für unsere Gesundheit sehr wertvoll. Sie stärkt die Abwehrkräfte und wirkt gegen viele Erkrankungen, besonders auch Krebserkrankungen, da sie als Radikalenfänger gilt, außerdem gegen Alterserscheinungen, Erkältungskrankheiten und Infektionen. Die Grapefruit wirkt positiv auf viele Beschwerden, die auch von der Tomate und ihren Inhaltsstoffen positiv beeinflusst werden. Sie sollte daher in unserer Ernährung nicht fehlen. Sie ist eine ideale Ergänzung zur Tomate und zu Tomatenprodukten.

Den Saft kann man pur oder in Mixgetränken trinken. Auch zum Einlegen von Fleisch oder als Zutat zu Marinaden lässt sich Grapefruitsaft verwenden. Eine besondere Bedeutung wird auch dem Extrakt aus den Grapefruitkernen beigemessen. Auch das ätherische Öl lässt sich vielfältig einsetzen.

Wassermelone

Wassermelonen sind kalorienarm und enthalten sehr viel Kalium und Vitamine. Durch den eher neutralen Geschmack passt die Wassermelone gut zu fast allen Obstsorten und ist beliebter Bestandteil von Obstsalaten. Im Sommer ist sie ein guter Durstlöscher.

Guave

Die Guave – auch unter dem Namen Guajave bekannt – ähnelt in ihrem Geschmack einer Mischung aus Birnen und Feigen. Guaven enthalten neben den Lycopenen auch sehr viel Vitamin C und Kalium. Sie sind kalorienarm und eignen sich gut für eine gesunde Ernährung. Die Mineralstoffe stärken unseren Körper. Guaven können geschält wie Äpfel oder Birnen gegessen, aber auch zu Obstgerichten wie beispielsweise Kaltschalen verwendet werden.

Hagebutte

Die Hagebutte ist die Frucht der Wildrose. Sie enthält neben Lycopenen und anderen Inhaltsstoffen auch viel Vitamin C. Die Hagebutte wird gegen Erkältungskrankheiten, Erschöpfungserscheinungen und Frühjahrsmüdigkeit eingesetzt. Verwendet wird sie hauptsächlich als Tee oder Zutat in Teemischungen, Hagebuttenmark und als Marmelade. Wer den Geschmack von Hagebutten allein nicht mag, kann sie gut mit anderen Früchten mischen. Aus den Hagebuttenkernen wird auch das wertvolle Wildrosenöl gewonnen. Die Hagebutten werden im Herbst geerntet, möglichst dann, wenn sie gut ausgereift sind. So sind alle wertvollen Inhaltsstoffe voll enthalten.

Garnelen

Garnelen und andere Schalentiere, beispielsweise Krabben, enthalten hochwertiges Eiweiß und Vitalstoffe wie beispielsweise Lycopin. Schalentiere sollen von Menschen mit einem gestörten Purinstoffwechsel (Gicht) nur in geringen Mengen gegessen werden. Ansonsten versorgen sie unseren Körper mit wertvollen Stoffen und tragen maßgeblich zu unserer Gesundheit bei. Viele Salate lassen sich durch Garnelen verfeinern.

Schellfisch und andere Fischarten

Fisch, besonders Schellfisch, enthält hochwertiges Eiweiß und wenige, aber hochwertige Fette. Einige Arten enthalten unter anderem den Vitalstoff Lycopin.

Fisch ist idealer Bestandteil einer Diät für Rekonvaleszenten sowie einer gesunden, kalorienbewussten Ernährung. Kaltwasserfische enthalten auch die besonders wertvollen Omega-3-Fettsäuren, die über ähnliche Eigenschaften wie Pflanzenöle verfügen.

Weitere Lycopen-Quellen

Auch in anderen Lebensmitteln sind Lycopene enthalten. Beispiele für Lebensmittel, in denen nennenswerte Mengen enthalten sind: Aprikosen, Butter, Leber, rohes Palmöl, Pfifferlinge und Safran.

Viele andere Lebensmittel enthalten in Spuren Lycopene. Entscheidend für die Wirkung ist die Menge der enthaltenen Lycopene. Eine Wirkung kann nur dann erzielt werden, wenn sie in gesundheitlich relevanter Menge enthalten sind – was bei der Tomate in besonderem Maße der Fall ist – oder durch die Aufbereitung so aufkonzentriert wurden, dass eine optimale Wirkung erzielt werden kann.

Der Bestimmung und Bewertung der Lycopene wird erst in letzter Zeit Bedeutung beigemessen. So liegen für viele Lebensmittel noch keine eindeutigen Zahlen vor. Da heute bekannt ist, wie positiv die Wirkung der Lycopene auf die Gesundheit ist, werden sicherlich weitere Studien zu diesem Thema folgen.

So hilft die Tomate – Heilwirkungen von A bis Z

Krankheiten gehören zu unserem Leben. Aber wir sind ihnen nicht hoffnungslos ausgeliefert. Sie lassen sich durch Lebensbedingungen, Lebensgewohnheiten, Ernährung, Früherkennung und Behandlung positiv beeinflussen. Unsere Gesundheit ist unser höchstes Gut und sollte entsprechend beachtet werden. Ein gesunder Körper ist leistungsfähiger, die tägliche Arbeit ist leichter zu schaffen und es bleiben Kraft und Zeit für eine schöne Freizeitgestaltung. Daher sollte man schon vorbeugend auf eine gesunde Lebensweise achten.

Die einfachste Methode, unsere Gesundheit positiv zu beeinflussen, ist die Ernährung. Gesunde Lebensmittel lassen sich problemlos in die gewohnte Ernährung einbauen. Nicht immer ist eine völlige Umstellung nötig. Oft reicht es schon aus, häufiger die Dinge zu essen, die uns schmecken und gleichzeitig gesund sind. Die Tomate mit ihren wertvollen Inhaltsstoffen ist ein gutes Beispiel. Dauerhaft gelingt eine Ernährungsumstellung meist nur dann, wenn sie möglichst weit unseren Essgewohnheiten und Lebensumständen angepasst wird. Auch im Falle von Erkrankungen können bestimmte Nahrungsmittel gute Dienste leisten.

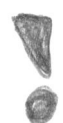

Bei den nachfolgend aufgeführten Krankheiten und Beschwerden können die Vitalstoffe der Tomate besonders gut helfen – in vielen Fällen zusätzlich zur verordneten Therapie. Nehmen Sie Tomaten in den ganz normalen täglichen Ernährungsplan auf. Sie können die Tomaten sowohl frisch wie auch in allen aufbereiteten Formen (möglichst ohne Zuckerzusatz und Geschmacksverstärker) verwenden, also beispielsweise als Ketchup oder als Saft. Außer Tomaten sollten Sie auch andere Lebensmittel verwenden, die Lycopene enthalten. Welche das sind, wurde im vorangehenden Kapitel erläutert. So wird die Wirkung der Tomate auf unsere Gesundheit verstärkt. Die lycopenhaltigen Lebensmittel lassen sich in der Regel gut mit Tomaten kombinieren.

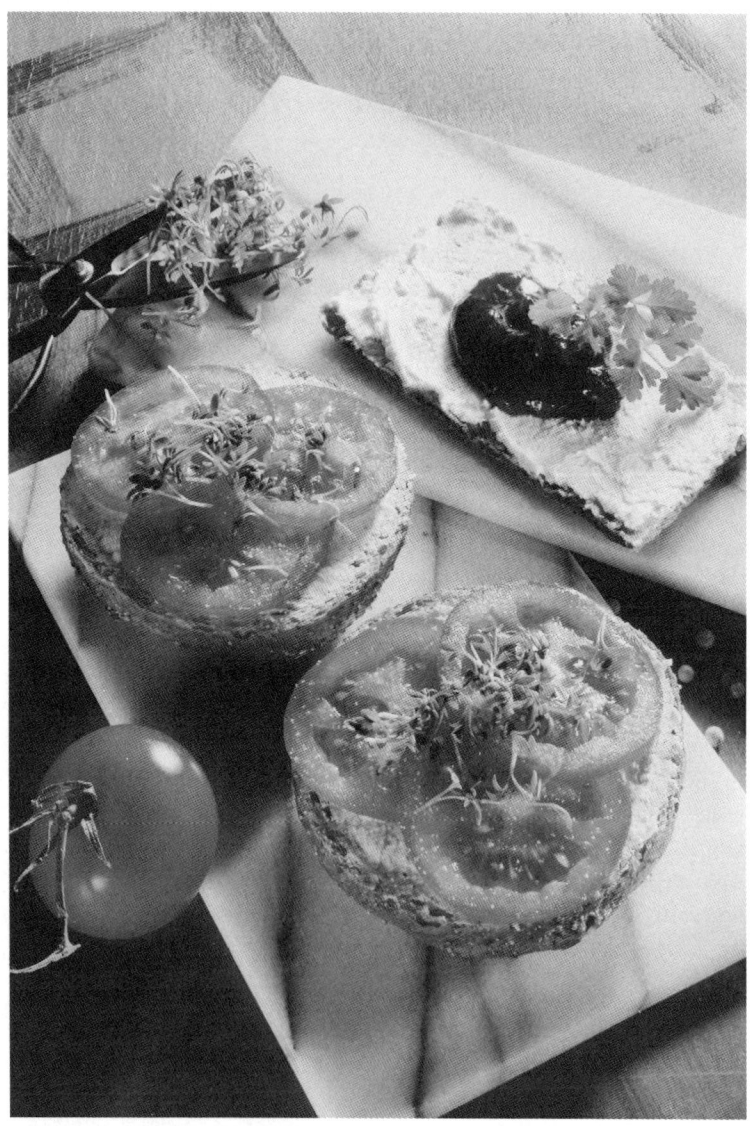

Einfacher geht's nicht: Tomaten als Brotbelag

Abwehrstärkung

siehe Immunsystem

Aids

Aids ist mittlerweile eine weit verbreitete Krankheit und heute in allen Gesellschaftsgruppen zu finden, nicht nur in den so genannten Randgruppen. Sie beeinflusst das Immunsystem. Bisher gibt es keine Schutzimpfung und auch eine sicher wirksame Therapie ist nicht bekannt.

Eine Infektion mit dem Aidserreger HIV muss jedoch nicht zwangsläufig zu einem Ausbruch der Krankheit führen. Um einen solchen Ausbruch zu verhindern, ist die Stärkung des Immunsystems und des gesamten Körpers sehr wichtig. Auch der Vorbeugung von weiteren Erkrankungen, die den Körper schwächen und so zu ernsthaften gesundheitlichen Problemen führen können, kommt eine besonders große Bedeutung zu.

Auch im Falle eines positiven Aids-Befundes kann, zusätzlich zur verordneten Therapie, eine gesunde, abwehrstärkende Ernährung die Lebensqualität eines Aids-Kranken deutlich verbessern und Krankheitserscheinungen mildern. Hierzu können auch die Tomate und ihre Produkte etwas beitragen. Sie helfen, den gesamten Körper und die Abwehrkräfte zu stärken.

Aloe Vera und Grapefruit, hier besonders die rote Grapefruit, sind ebenfalls sinnvoll, um die Abwehr zu stärken. Über die körperliche Abwehr hinaus ist es für Aids-Kranke besonders wichtig, für Lebensfreude und eine positive Lebenseinstellung zu sorgen. Denn Körper und Seele bilden eine Einheit. Die geistige Einstellung kann also körperliche Beschwerden sowohl verschlimmern als auch positiv beeinflussen. Für Letzteres kann man beispielsweise Johanniskraut unterstützend einsetzen.

Allergien

Allergien gehören heute zu den häufigsten Erkrankungen. Sie sind weiter auf dem Vormarsch. Bereits Babys und Kleinkinder leiden daran oder haben zumindest eine Neigung dazu. Allergien können von ganz leichten Beschwerden begleitet sein, aber auch lebensbedrohliche Formen annehmen. Die Behandlung ist keineswegs einfach, da es oft sehr schwer ist, das auslösende Allergen oder die auslösenden Allergene festzustellen. In jedem Fall sollte das Immunsystem gestärkt werden. Vielfach hat sich eine naturgemäße Ernährung bewährt. Allerdings können auch verschiedene natürliche Lebensmittel Allergien auslösen. Eine ausgrenzende Diät kann vielfach Erkenntnisse bringen.

Häufig hilft aber auch bei Allergien, wenn Lebensmittel in die Ernährung aufgenommen werden, die Lycopene enthalten, wie beispielsweise die Tomate. Bei einer bekannten Allergie gegen Nachtschattengewächse oder gegen Tomaten werden diese natürlich aus dem Speiseplan gestrichen. In so einem Fall können andere Lebensmittel helfen, die Lycopene enthalten.

Bei Hautallergien können, äußerlich angewendet, Aloe-Vera-Produkte und Teebaumölprodukte weitere Hilfe leisten und die Beschwerden erträglicher machen. Allergien haben oft auch eine seelische Ursache. Dies sollte bei einer Behandlung nicht außer Acht gelassen werden. Häufig verschwinden Allergien vollständig, wenn das seelische Problem gelöst ist.

Alterung

Unser Körper ist einem natürlichen Alterungsprozess unterworfen. Auf den Alterungsprozess haben jedoch noch viele andere Dinge Einfluss: Die Ernährung, der Beruf, aber auch Stress, seelische Probleme und Krankheiten können ihn beschleunigen. Positive Lebensbedingungen und eine gesunde Ernährung können ihn aber auch deutlich hinauszögern.

Die Inhaltsstoffe der Tomate leisten einen großen Beitrag, um den innerlichen und äußerlichen Alterungsprozess hinauszuzögern, indem sie die Zellalterung verlangsamen.

Eine positive Lebenseinstellung und Interesse an der Umwelt sowie eine sinnvolle Freizeitgestaltung halten uns länger jung und fit. Der äußere Alterungsprozess kann heute mit Pflegeprodukten und Hilfsmitteln hinausgezögert werden, aber auch, wie Studien belegt haben, mit gesunder Ernährung (siehe „Hautalterung", Seite 31).

Alzheimerkrankheit

Die Alzheimerkrankheit wird durch Gendefekte verursacht. Die Krankheit macht sich üblicherweise erst im hohen Alter bemerkbar, da die ersten Anzeichen oft nicht beachtet werden. Sie ähneln sehr dem natürlichen Alterungsprozess des Gehirns. Auffällig ist, dass der Betroffene viele Dinge vergisst; es handelt sich hier besonders im Anfangsstadium um neues Wissen. Älteres Wissen, besonders das in der Kindheit erworbene, bleibt in der Regel erhalten. Im weiteren Verlauf verschlimmert sich der Zustand, so dass die Menschen zum Teil nicht mehr ohne Aufsicht bleiben können, da sie sich auch in ihrer Umwelt nicht mehr zurechtfinden. Heute kann man die Alzheimerkrankheit teilweise stoppen. Dazu muss sie allerdings früh genug erkannt werden, will man die Lebensqualität des Betroffenen erhalten.

Wir wissen heute, dass wir nicht die Sklaven unserer Gene sind und auch hier vorbeugend aktiv werden können. Stoffwechselvorgänge im Gehirn produzieren freie Radikale und gefährliche Sauerstoffverbindungen. Lycopene und Provitamin A wirken hier entgegen und verhindern eine vorzeitige Alterung der Gehirn- und Nervenzellen. Eine gesunde Ernährung mit Lycopenen und Provitamin A, wie sie in der Tomate erhalten sind, hält uns also länger geistig fit.

Appetit, mangelnder

Mangelnder Appetit kann verschiedene Ursachen haben. Bei einem gesunden Menschen ist ein Appetitmangel, der sich über ein bis zwei Tage erstreckt, kein Problem. Bei alten, schwachen oder kranken Menschen sowie bei Babys und Kindern sollte man ihm jedoch Bedeutung beimessen.

Tomaten mit ihrem feinen Aroma helfen bei vielen Menschen gegen Appetitmangel. Essen Sie eine mit Basilikum gewürzte frische Tomate, um den Appetit anzuregen. Wenn der Appetitmangel mit Ekel vor bestimmten Lebensmitteln einhergeht, sollte eine gründliche Untersuchung der inneren Organe vorgenommen werden.

Ätherische Öle in der Duftlampe wie Basilikumöl, Grapefruitöl und Mandarinenöl können zusätzliche Hilfe leisten.

Arteriosklerose

Arteriosklerose tritt häufig im Alter auf. Die Arterien und Venen werden durch Ablagerungen unelastisch, der Durchfluss wird kleiner, im schlimmsten Fall kommt es zur völligen Verstopfung. Die Ablagerungen treten hauptsächlich in den Herzkranzgefäßen und im Gehirn auf. Dadurch werden wichtige Körperfunktionen teilweise stark beeinträchtigt. Die Folge bei Ablagerungen im Gehirn kann ein Schlaganfall sein. Durch hohen Blutdruck wird die Gefahr noch größer, da teilweise Ablagerungen gelöst werden und an anderer Stelle zu Verstopfungen führen können. Der Abbau der Ablagerungen ist nicht oder nur schlecht möglich. Es ist also von großer Wichtigkeit, bereits vorbeugend durch eine gesunde Ernährung darauf zu achten, dass es gar nicht erst zu stärkeren Ablagerungen kommt.

Eine gesunde und ausgewogene Ernährung, die viel Lycopene und andere Vitalstoffe enthält, kann einer Arteriosklerose vorbeugen. Tomaten können in diesem Sinne wirken.

Tierische Fette sollten nur in begrenztem Maß verwendet werden, pflanzliche Öle sind dem Körper in diesem Zusammenhang wesentlich zuträglicher.

Bauchspeicheldrüse, Probleme mit der

Die Bauchspeicheldrüse ist in unserem Körper für die Produktion von Verdauungsenzymen verantwortlich. Eine gestörte Funktion oder Erkrankung der Bauchspeicheldrüse bewirkt, dass die Nahrung nicht verdaut werden kann. Mangelerscheinungen, Gewichtsabnahme bis hin zu Störungen der Gehirnfunktionen können die Folge sein. Erkrankungen der Bauchspeicheldrüse sollten unbedingt beachtet und gezielt behandelt werden.

Die Tomate und ihre Inhaltsstoffe unterstützen die Funktion der Bauchspeicheldrüse und regen ihre Tätigkeit an. Tomaten sollten also bei Problemen mit der Bauchspeicheldrüse unbedingt in den Ernährungsplan aufgenommen werden. Sie werden zusätzlich zur verordneten Therapie verabreicht.

Bei Erkrankungen der Bauchspeicheldrüse können der Nahrung die fehlenden Enzyme zugesetzt werden, um weitergehende Erkrankungen zu vermeiden oder hinauszuzögern.

Brustkrebs

siehe Krebserkrankungen

Cholesterin, erhöhte Werte

Zu hohe Cholesterinwerte sind ein Problem, an dem viele Menschen in den Industriestaaten leiden. Die Ernährung ist trotz eines unüberschaubaren Angebotes oft einseitig und ungesund, da stets die gleichen Inhaltsstoffe verwendet werden. So nehmen wir in der Regel zu viele tierische Fette (gesättigte Fettsäuren und Cholesterin) auf. Es hilft also nicht, viele verschiedene Wurstsorten zu essen, da bei jeder Sorte dem Körper tierische Fette zugeführt werden.

Die Inhaltsstoffe der Tomate fördern den Abbau von Cholesterin und verhindern Ablagerungen.

Anstelle von viel Fleisch und tierischen Fetten sollte häufiger auf Gemüse, Getreideprodukte und pflanzliche Öle, insbesondere Olivenöl und Kürbiskernöl, zurückgegriffen werden.

Darmkrebs

Der Darm ist von wesentlicher Bedeutung für unsere Gesundheit. Eine gesunde Darmtätigkeit ist in hohem Maße mitverantwortlich für das Immunsystem. Darmerkrankungen und Darmprobleme haben also weit reichende Auswirkungen, denn sie beeinflussen den ganzen Körper und die Abwehrkräfte. Darmkrebs ist sehr häufig und kann durch Veranlagung und äußere Einflüsse wie beispielsweise Kontakt mit schädlichen Stoffen, aber auch durch einseitige, ballaststoffarme Ernährung und eine ungesunde Lebensweise verursacht werden.

Wenn die Erkrankung bereits aufgetreten ist, kann die Ernährung die verordnete Therapie unterstützen. Hier helfen dann auch die Lycopene und Provitamin A aus der Tomate (siehe auch „Krebserkrankungen", Seite 33).

Auch vorbeugend ist eine gesunde Ernährung mit Lycopenen und Provitamin A sinnvoll. Besonders dann, wenn in der Familie gehäuft Krebs auftritt.

Darmprobleme

Darmprobleme können sehr unterschiedliche Ursachen haben. Ob es sich um Durchfalll oder Verstopfung handelt – dauerhafte Darmprobleme sollte man nicht auf die leichte Schulter nehmen. Besonders, wie schon unter dem Stichwort Darmkrebs (Seite 27) ausgeführt, da der Darm maßgeblich für unser Immunsystem mitverantwortlich ist. Eine Abklärung der Ursachen und eine Ernährungsumstellung wird in vielen Fällen nötig sein.

Tomaten werden in der Regel gut vertragen und fördern durch die Inhaltsstoffe wie Lycopene (sie beeinflussen Bakterien und Keime) die Darmtätigkeit.

Eine ballaststoffreiche Ernährung beeinflusst die Darmtätigkeit günstig, weil so die schädlichen Stoffe besser aufgenommen und ausgeschieden werden können.

Diabetes

Menschen, die unter Zucker (insbesondere unter Alterszucker) leiden, sind den Angriffen der so genannten freien Radikale besonders stark ausgesetzt. Nicht zuletzt aus diesem Grund benötigt ihr Körper mehr Vitalstoffe.

Die Tomate mit Lycopenen und Beta-Carotin kann hier – zusätzlich zur verordneten Therapie – helfen. Die Vitalstoffe werden ergänzend zur Insulin-Therapie eingesetzt. Aber auch zur Vorbeugung gegen Alterszucker wird eine Vitalstoff-Prophylaxe mit den Vitalstoffen der Tomate diskutiert.

Achten Sie auch auf eine Vitamin-E-haltige Ernährung. Aloe Vera wird ebenfalls eine positive Wirkung auf Diabetes zugesprochen.

Diät

Vielfach sind Diäten nötig, um die Gesundheit zu erhalten oder um sie wieder herzustellen. Meistens werden sie allerdings angewandt, um das Gewicht zu reduzieren. Eine Diät muss besonders ausgewogen und auf das spezielle Problem abgestimmt sein. Alle vom Körper benötigten Stoffe müssen in ausreichender Menge enthalten sein. Außerdem sollte der Körper bei einer Diät gestärkt und vor Erkrankungen geschützt werden. Einseitige Diäten, bei denen dem Körper nur einige Nahrungsmittel isoliert zugeführt werden, sind der Gesundheit nicht zuträglich und können bei langfristiger Anwendung Schäden hervorrufen.

Die Tomate ist ein ideales Lebensmittel für eine Diät. Sie enthält viele gesunde Inhaltsstoffe und kaum Kalorien. Außerdem lässt sie sich ganz nach Ihrem persönlichen Geschmack zubereiten.

Eine Diät lässt sich dann am besten durchhalten und führt zum Erfolg, wenn sie den Lebensgewohnheiten und dem Geschmack des Betroffenen möglichst nahe kommt. Eine drastische Umstellung ist oft nur kurzfristig erfolgreich, da die alten Gewohnheiten einige Zeit nach Beendigung der Diät meist wieder aufgenommen werden. Bei einer langsamen Umstellung unter Berücksichtigung der Essgewohnheiten und des persönlichen Geschmacks kann der Körper sich besser an die Veränderungen gewöhnen und diese akzeptieren. Es lohnt sich also immer, die Diät ganz auf die persönlichen Bedürfnisse abzustimmen. Denn besonders wenn die Diät auf eine langfristige Reduzierung des Gewichts abzielt, ist eine Ernährungsumstellung entscheidend, die auch durchgehalten werden kann.

DNA-Schädigungen

DNA (*d*esoxyribo*n*ucleic *a*cid) bildet in unserem Körper das genetische Material und ist somit Träger der Erbanlagen. Die DNA ist vorwiegend in den Zellkernen lokalisiert. Eine DNA-Schädigung, wie sie unter anderem durch oxidativen Stress (Seite 36) hervorgerufen wird, verhindert die Bildung gesunder Zellen und wirkt sich somit auf den gesamten Körper negativ aus.

Schon zwei Gläser Tomatensaft täglich schützen die Zellen unseres Körpers vor DNA-Schädigungen.

Auch eine gesunde Ernährung, die alle lebenswichtigen Vitamine, Mineralstoffe und Spurenelemente enthält, ist hilfreich.

Entzündungen

Entzündungen treten oft aufgrund von verunreinigten Verletzungen auf. Sie können aber auch unterhalb der Haut liegen.

Da Lycopene, wie sie beispielsweise in der Tomate enthalten sind, positiv auf die Entwicklung der Zellen wirken, unterstützen sie auch die Heilung von Entzündungen.

Innerlich kann die Heilung durch gesunde Ernährung verbessert werden. Oberflächliche Entzündungen werden hauptsächlich von außen behandelt. Hierzu eignen sich Teebaumöl, Lavendelöl, Johanniskrautöl und Aloe-Vera-Gel. Besonders Menschen, die oft schlecht heilende Wunden haben, sollten verstärkt Wert auf eine gesunde Ernährung legen. Auch Allergien, Pilze und Diabetes können die Ursache für schlecht heilende Wunden sein. Eine gründliche Untersuchung des gesamten Körpers ist hier angezeigt.

Gicht

Gicht ist, wie man heute weiß, auf eine Stoffwechselstörung zurückzuführen. Einseitige Ernährung mit einem zu hohen Eiweißanteil verstärkt das Problem. Eine Ernährung, die viel tierisches Eiweiß enthält, führt zu einer Übersäuerung des Körpers, in deren Folge es zu sehr schmerzhaften Gichtanfällen kommt. Harnsäurekristalle lagern sich in den Gelenken und in der Niere ab. Gichtkranke sollten daher purinhaltige Lebensmittel wie Schalentiere und Innereien meiden. (Die stickstoffhaltigen Purine können vom menschlichen Körper zu Harnsäure abgebaut werden und sind so Gift für gichtkranke Menschen.) Aber auch Stress und wenig Flüssigkeitszufuhr begünstigen Gichtanfälle.

Eine basenreiche Ernährung mit Gemüse und Gemüsesäften kann Gichtanfällen vorbeugen. Hier kann die Tomate wertvolle Dienste leisten.

Haarprobleme

Schöne, gepflegte Haare tragen zum positiven Erscheinungsbild eines Menschen bei.

Auch bei der Haarpflege kann die Tomate unterstützend wirken: Innerlich angewendet verhilft sie zu kraftvollem, glänzendem und gesundem Haar. Aber auch äußerlich lässt sich die Tomate zur Pflege der Haare einsetzen. Eine Spülung mit etwas Tomatensaft oder wenig Tomatenmark angereichert pflegt besonders blondes und helles Haar. Nach der Anwendung wird das Haar gut ausgespült.

Hautalterung

Die Hautalterung ist, genau wie der normale Alterungsprozess, ein natürlicher Vorgang (siehe „Alterung", Seite 24). Mit einer gezielten Pflege der Haut kann man allerdings die Hautalterung deutlich hinauszögern. In Studien wurde besonders in den letzten Jahren belegt, wie wichtig die Ernährung für eine gesunde, schöne Haut ist.

Da Tomaten zu einer gesunden Ernährung gehören, helfen sie, der Hautalterung entgegenzuwirken. Man sollte sie daher regelmäßig zu sich nehmen. Aber auch äußerlich können sie die Haut pflegen. Tomatenscheiben auf der Haut wirken ähnlich wie Gurkenscheiben. Wenn man einige Tropfen frischen, ungewürzten Tomatensaft einer Maske beimischt, kann man deren Pflegewirkung sinnvoll unterstützen.

Um der Haut genügend Feuchtigkeit zuzuführen, sollten Sie zusätzlich Aloe-Vera-Gel zur Pflege der Haut verwenden.

Herzbeschwerden

Herzbeschwerden gehören heute für viele Menschen zum Alltag. Sie können verschiedene Ursachen haben: seelische Probleme, Stress und Überlastung, aber in hohem Maße auch eine ungesunde Lebensweise, Alkohol und andere Suchtmittel. Häufig sind aber auch Viruserkrankungen verantwortlich, die unter anderem das Herz angreifen und so zu dauerhaften Schäden führen können. Wenn Schmerzen auftreten, sind

Herzprobleme leicht zu erkennen, oft werden aber die Symptome nicht beachtet, da sie nicht mit dem Herzen in Verbindung gebracht werden.

Wichtig ist besonders bei Herzproblemen eine leichte, gesunde Ernährung mit genügend Ballaststoffen, Vitaminen, Mineralstoffen und Spurenelementen. So wird das Herz gestärkt und kann den Körper wieder besser durchbluten. Die Vitalstoffe aus der Tomate sind besonders geeignet, das Herz zu stärken.

Nicht immer ist es möglich, problemlos auf eine gesunde Lebensweise umzustellen, da viele Umstände unser Leben beeinflussen, die wir nicht ändern können. Auch Probleme können nicht so einfach beiseite geschoben werden. Allerdings ist es in den meisten Fällen möglich, den Körper durch Spaziergänge oder Sport etwas zu trainieren.

Herzinfarkt

Herzinfarkt ist eine lebensbedrohliche Erkrankung und in unserer Wohlstandsgesellschaft sehr verbreitet. Während früher hauptsächlich ältere Männer davon betroffen waren, tritt ein Herzinfarkt inzwischen immer öfter auch bei jungen Männern und bei Frauen auf. Verursacher sind unter anderem Stress, Suchtmittel und ungesunde Lebensgewohnheiten. Häufig wird der erste Herzinfarkt nicht bemerkt bzw. die Symptome werden nicht genügend beachtet. Übelkeit, in den linken Arm- und Schulterbereich ausstrahlende Schmerzen und leichte Lähmungserscheinungen in diesem Bereich können auf einen Herzinfarkt hinweisen.

In vielen Studien wurde belegt, dass eine gesunde Lebensweise und eine gesunde Ernährung das Infarktrisiko deutlich senken können. In den letzten Jahren wurden auch Studien mit Lycopin gemacht. Eine lycopinreiche Ernährung reduziert das Herzinfarktrisiko laut neuester Studien um bis zu 50 Prozent.

Immunsystem

Unser Immunsystem ist für unsere Gesundheit und unser Wohlbefinden verantwortlich. Ist es gestört, so ist der Körper nicht mehr in der Lage, Krankheiten problemlos zu überwinden oder uns vor ihnen zu schützen. Eine Störung des Immunsystems kann viele verschiedene Ursachen haben: Krankheiten, allgemeine Schwäche, Alter, Stress und seelische Probleme können das Immunsystem schwächen. Aber auch die Lebensbedingungen und die Lebensgewohnheiten beeinflussen in hohem Maße das Immunsystem.

Durch gesunde Ernährung und eine gesunde Lebensweise kann das Immunsystem deutlich gebessert werden. Dies auch, weil der Darm eine wichtige Rolle für unser Immunsystem spielt. Die Vitalstoffe aus der Tomate leisten für das Immunsystem große Dienste. Es wird aktiviert und stabilisiert. Dadurch wird der Körper leistungsfähiger und kräftiger.

Infektionskrankheiten

Infektionskrankheiten gehören zu den häufigsten Erkrankungen. Meist werden sie von einem gesunden Körper gut überstanden. Sie können durch Viren und durch Bakterien verursacht werden. Infektionen sollten nicht unbedingt gleich mit Antibiotika behandelt werden. Diese sind ohnehin nur bei bakteriellen Infektionen sinnvoll bzw. schützen den Körper im Falle einer Virusinfektion vor einer bakteriellen Infektion.

Antioxidanzien können die Infektion positiv beeinflussen und den Verlauf mildern. Deshalb empfiehlt sich bei jeder Infektion eine an Antioxidanzien reiche Ernährung. Die Tomate sollte dabei auf keinen Fall fehlen. Besonders Kinder leiden häufig an Infektionen. In der Regel sind es die normalen Infektionserkrankungen, die alle Kinder haben und die im Kindergarten und in der Schule schnell übertragen werden. Ein Vorteil der Tomaten ist es, dass sie von den meisten Kindern gerne gegessen werden und die Lycopene in den von den Kindern beliebten Formen wie Ketchup (bitte ohne Zuckerzusatz und Geschmacksverstärker!), Pizza mit Tomaten oder Nudeln mit Tomatensauce auch wirken.

Krebserkrankungen

Krebserkrankungen gehören trotz erheblicher Fortschritte in der Medizin immer noch zu den häufigsten, oft lebensbedrohlichen Erkrankungen. In einigen Familien kommen sie gehäuft vor, aber auch viele Menschen bleiben nicht verschont, in deren Familien bisher kein Krebs aufgetreten ist. Die eigentlichen Ursachen sind noch nicht eindeutig geklärt, aber Stress, seelische Belastungen, eine ungesunde Lebensweise und Rauchen können Krebs begünstigen. Mit einer gesunden Lebensweise kann man aber durchaus auch vorbeugen.

Bereits seit vielen Jahren wird roten Gemüse- und Obstsorten eine krebsfeindliche Wirkung zugesprochen. Dazu gehören Rote Bete, Johanniskraut und Holunder. Neueste Forschungen haben ergeben, dass insbesondere die Tomate (hier hauptsächlich die enthaltenen Lycopene) Krebserkrankungen vorbeugen kann. Wenn die Krankheit bereits ausgebrochen ist, kann sie deren Verlauf positiv beeinflussen. Man sollte also für einen hohen Anteil an Tomaten und Tomatenprodukten in der Ernährung sorgen (siehe auch „Darmkrebs", Seite 27, und „Prostatakrebs", Seite 37).

Man geht inzwischen davon aus, dass sich durch eine gesunde Ernährung das Risiko von Krebserkrankungen um 30 bis 40 Prozent verringern lässt. Auch wenn die Forschungen noch nicht abgeschlossen sind, kann doch mit Bestimmtheit gesagt werden, dass eine gesunde Ernährung mit genügender Zufuhr insbesondere von Antioxidanzien wie Lycopin und Beta-Carotin vorbeugend und lindernd wirken kann. Besonders gut wirken Lycopene vorbeugend gegen Bauchspeicheldrüsen-, Gallenblasen- und Mastdarmkrebs. Krebserregende Substanzen, die so genannten Kanzerogene, werden nach verschiedenen Mechanismen bekämpft:

SO WIRKEN LEBENSMITTELINHALTSSTOFFE GEGEN KREBS:

Inhaltstoffe	Schutzmechanismus
Ballaststoffe	verminderte Aufnahme von Kanzerogenen
Ballaststoffe	verbesserte Ausscheidung von Kanzerogenen
Vitamin C, E	geringere Bildung von Kanzerogenen
Lycopene	machen Kanzerogene zum großen Teil unschädlich
Lycopene	Stärkung des Immunsystems
Lycopene	fangen freie Radikale ab
Beta-Carotin	Stärkung des Immunsystems

Kreislaufbeschwerden

Kreislaufbeschwerden können unser Leben nachhaltig beeinflussen. Die Leistungsfähigkeit sinkt und die Lebensfreude lässt nach. Ganz normale Arbeiten werden nicht mehr geschafft. Man muss die gesamte Willenskraft aufwenden, um das nötige Arbeitspensum zu schaffen. Häufig liegt die Ursache von Kreislaufproblemen in einem Mangel an Mineralstoffen und Vitaminen. Aber auch Wettereinflüsse und Erkrankungen beeinflussen unseren Kreislauf.

Tomaten mit ihren wertvollen Inhaltsstoffen sollten bei Kreislaufbeschwerden unbedingt einen wichtigen Platz in der Ernährung einnehmen. Sie regen den Stoffwechsel und den Kreislauf an und sorgen so für mehr Leistungsfähigkeit und Lebensqualität. Der Körper wird wieder belastbarer und wird mit Wettereinflüssen und anderen Verursachern von Kreislaufbeschwerden besser fertig.

Im Falle einer akuten Kreislaufschwäche sind die Notfalltropfen der Bach-Blüten-Therapie sowie verschiedene Öle der Aromatherapie wie beispielsweise Basilikumöl, Lavendelöl und Muskatellersalbeiöl hilfreich. Vorbeugend und stabilisierend wirken eine mineralstoff- und vitaminreiche Ernährung und natürlich ausreichend Bewegung an der frischen Luft.

Lebererkrankungen

Mit der Nahrung werden Schad- und Giftstoffe aufgenommen, die in der Leber verarbeitet werden müssen. Die Leber ist das Entgiftungsorgan. Auch Umweltgifte gelangen in unseren Körper. Dabei werden auch freie Radikale gebildet, die sowohl die Leber angreifen als auch im gesamten Körper Schaden anrichten können. Bei Lebererkrankungen ist manchmal ein Ekel vor bestimmten Lebensmitteln zu beobachten. Auch eine ungewöhnliche Farbe des Stuhls kann ein Hinweis auf eine Lebererkrankung sein.

Die Inhaltsstoffe der Tomate, die als Radikalenfänger von großer Bedeutung sind, können hier vorbeugen und, wenn es bereits zu einer Erkrankung gekommen ist, den Heilungsprozess unterstützen.

Nachtblindheit

Die Inhaltsstoffe der Tomate, hier besonders Provitamin A und Beta-Carotin, beeinflussen auch unsere Augen, und zwar besonders das Sehen in der Nacht und die Anpassung der Augen beim Übergang vom Hellen zum Dunkeln. Sie unterstützten die Bildung von Sehpurpur, das für das Sehen in der Dämmerung wichtig ist. Des Weiteren helfen eine gesunde Ernährung mit Beta-Carotin-haltigen Lebensmitteln wie beispielsweise Möhren und ein Augentraining.

Nierenerkrankungen

Nierenerkrankungen und eine gestörte Nierentätigkeit können zu ernsthaften Problemen führen. Erkrankungen der Nieren werden oft nicht schnell genug erkannt, da eine Niere die Tätigkeit der anderen mit übernehmen kann und außerdem viele Symptome nicht mit den Nieren in Verbindung gebracht werden. Erst wenn Schmerzen beim Wasserlassen auftreten oder Blut im Urin deutlich sichtbar ist, wird an eine Erkrankung der Nieren gedacht. Früher auftretende, wichtige Symptome können sein: Rückenschmerzen, Müdigkeit, Aggressivität, Ängstlichkeit, schuppige Haut. Nierenerkrankungen sollten immer gründlich ausgeheilt werden.

Vorbeugend kann man mit einer gezielten Ernährung und viel Flüssigkeitsaufnahme einiges tun. Die Tomate ist ein ideales Gemüse für die Nieren. Die Inhaltsstoffe regen die Nierentätigkeit an und gleichzeitig wird viel Flüssigkeit aufgenommen.

Oxidativer Stress

Umweltgifte und ungesunde Ernährung führen zur Bildung von gefährlichen Sauerstoffverbindungen und freien Radikalen, die unsere Zellen angreifen. Man spricht dann von oxidativem Stress.

Lycopene und Beta-Carotin, wie sie in der Tomate enthalten sind, sind ideale Radikalenfänger und bauen gefährliche Sauerstoffverbindungen ab. So kann oxidativem Stress begegnet werden.

Ozon, Schädigungen durch

Ozon ist eine besonders reaktionsfähige Form des Sauerstoffs. Als Ozonschicht in der oberen Schicht der Atmosphäre schützt es uns vor der gefährlichen Strahlung. Hohe Konzentrationen von Ozon und Ozonverbindungen in den unteren Schichten der Atmosphäre – in unserer Atemluft – können zu Zellschäden führen, weshalb bei Ozon-Alarm vor körperlicher Anstrengung gewarnt wird. Auch viele Drucker und Kopierer produzieren Ozon.

Lycopene aus der Tomate wirken aktiv gegen Ozon und Ozonide – die Verbindungen des Ozons –, indem sie diese abbauen.

Prostatakrebs

Prostatakrebs betrifft hauptsächlich ältere Männer. In groß angelegten Studien hat man festgestellt, dass das Risiko, an Prostatakrebs zu erkranken, durch eine lycopinreiche Ernährung deutlich gesenkt werden kann. Man geht derzeit von etwa 20 Prozent aus.

Tomaten und Tomatenprodukte sind also vorbeugend und zusätzlich zu einer erforderlichen Therapie sehr zu empfehlen (siehe auch „Krebserkrankungen", Seite 33).

Positiv auf die Prostata und auf Prostatabeschwerden wirken sich auch Kürbiskerne und Kürbiskernöl aus.

Rheuma

Sehr viele Menschen, häufig schon Kinder, sind von rheumatischen Erkrankungen betroffen. Die Symptome treten oft in Schüben auf und können sehr schmerzhaft sein. Es werden verschiedene Ursachen verantwortlich gemacht. Dazu gehören Bakterien, Übersäuerung und Stress. Eine Behandlung ist schwierig. Besonders bei Kindern wird Rheuma häufig nicht erkannt, weil die Beschwerden nicht ernst genommen werden.

Da bei Rheuma eine Entschlackung des Körpers und eine Normalisierung des Säure-Basen-Haushaltes wichtig ist, kommt der Ernährung eine besonders große Bedeutung zu. Tomaten und Tomatenprodukte tragen zum Ausgleich des Säure-Basen-Gleichgewichts bei und wirken so auch gegen Rheuma.

Sinnesorgane, Störungen der

Funktionierende Sinnesorgane sind maßgeblich für unser Wohlbefinden und unsere Lebensqualität. Sie beeinflussen unser Leben und unsere Leistungsfähigkeit.

Um die Funktionsfähigkeit zu erhalten, müssen die wichtigen Vitalstoffe wie Vitamine und Mineralstoffe in ausreichender Menge zugeführt werden. Die Vitalstoffe der Tomate leisten auch hier gute Dienste.

Sonnenbrand

Trotz Vorsicht und der Verwendung entsprechender Sonnenschutzmittel kann es passieren, dass die Haut einen Sonnenbrand bekommt.

Lycopene und Beta-Carotin, die Biostoffe der Tomate, unterstützen den so genannten Repair-Effekt der Haut, der dafür sorgt, dass sich die vom Sonnenbrand geschädigten Zellen schneller regenerieren.

Auch Aloe-Vera-Gel hat sich bei Sonnenbrand bewährt.

Sonnenschutz

Die UV-Strahlen im Sonnenlicht bräunen nicht nur unsere Haut, sie lassen sie auch schneller altern. Immer häufiger wird geraten, die Haut nicht mehr so lange ungeschützt der Sonnenbestrahlung auszusetzen. Sonnenschutzprodukte mit hohem Lichtschutzfaktor sind im Handel erhältlich. Aufgrund des Ozonlochs belasten uns UV-Strahlen heute stärker als früher.

Untersuchungen haben gezeigt, dass die Biostoffe aus der Tomate den Körper vor den gefährlichen Auswirkungen der UV-Strahlen schützen können. Sie wirken sowohl der Hautalterung (Seite 31) als auch Hautkrebs entgegen (siehe auch „Krebserkrankungen", Seite 33). Ein Grund mehr also, um im Sommer regelmäßig Tomaten und Tomatenprodukte in die Ernährung aufzunehmen, insbesondere während eines Urlaubs unter südlicher Sonne und schon in der Zeit davor. Die gewohnte Vorsicht vor den UV-Strahlen sollte dennoch nach wie vor nicht außer Acht gelassen werden.

Strahlenschäden

Strahlenschäden lassen sich nicht immer vermeiden. Sie können die Folge einer Bestrahlungstherapie sein, aber auch unbeabsichtigt auftreten, wenn der Körper energiereicher Strahlung ausgesetzt ist.

Eine gesunde Ernährung unterstützt den Heilungsprozess der Haut und lässt Strahlenschäden schneller abheilen.

Äußerlich lassen sich Strahlenschäden positiv mit Aloe-Vera-Gel, Teebaumölprodukten und Johanniskrautöl beeinflussen.

Tumoren, gutartige

Wie bei Krebserkrankungen (Seite 33) gilt auch bei den so genannten gutartigen Tumoren, dass eine Bekämpfung der freien Radikale sowohl bei der Vorbeugung wie beim Heilungsprozess angesagt ist.

Durch eine vorbeugende Ernährung mit einer genügenden Menge Antioxidanzien, wie sie beispielsweise in der Tomate enthalten sind, wird das Risiko einer Tumorerkrankung deutlich gesenkt. Im Falle einer Erkrankung sollte auch die Ernährung zusätzlich zur verordneten Therapie umgestellt werden. Auch hier können die Vitalstoffe der Tomate gute Dienste leisten.

Übersäuerung

Die Übersäuerung unseres Körpers, die durch eine einseitige Ernährung mit Fleisch und Eiern entstehen kann, ist Ursache vieler Krankheiten. Eine typische Folge ist die Gicht. Das Säure-Basen-Gleichgewicht ist für die Gesundheit von großer Bedeutung.

Mit ihren Mineralstoffen wirkt die Tomate, wie die meisten Gemüse, einer Übersäuerung des Körpers entgegen.

Vorbräunung

Eine Ernährung, die Tomaten und Möhren enthält, führt zu einer Vorbräunung der Haut. Vor einem Urlaub unter südlicher Sonne bietet diese Vorbräunung einen gewissen Sonnenschutz.

Zellalterung

Die Zellalterung ist für den Alterungsprozess unseres Körpers verantwortlich. Durch äußere Umstände, Lebensbedingungen und Ernährung kann die Zellalterung beeinflusst werden. Die im Körper gebildeten freien Radikale lassen die Zellen schneller altern und zerstören diese.

Mit einer Ernährung, die dem Körper gezielt die Stoffe zuführt, die freie Radikale bekämpfen und die Tätigkeit der Zellen aktivieren, kann die Zellalterung deutlich hinausgezögert werden. Tomaten leisten hierzu einen großen Beitrag.

Zellschutz

In den letzten Jahren sind der Zellschutz und die Tatsache, dass er für die Gesundheit sehr wichtig ist, immer mehr in den Vordergrund gerückt. Denn er bewahrt den Körper vor vielen Erkrankungen, beispielsweise Krebs und anderen Tumorerkrankungen.

In vielen Studien wurde belegt, wie wichtig die richtige, gesunde Ernährung für die Entwicklung und Gesunderhaltung unserer Zellen ist. Antioxidanzien wie Lycopene und andere Inhaltsstoffe aus der Tomate tragen maßgeblich zum Zellschutz bei. Sie wirken gegen freie Radikale und aktivieren die Arbeit unserer Zellen.

So hilft die Tomate in Haus und Garten

Tomaten sind auch in Haus und Garten nicht nur eine Zierde, sondern eine Hilfe. Tomatenpflanzen im Garten oder im Kübel auf der Terrasse oder dem Balkon bringen nicht nur reiche Ernte, sondern wehren auch Fliegen und andere Insekten ab. Außerdem ist eine Tomatenpflanze im Kübel neben der Terrassen- oder Balkontür sehr hübsch. Ein ganz besonderer Schmuck ist es, wenn Sie in Form und Farbe verschiedene Tomatensorten kombinieren.

Um große, schöne Früchte zu ernten, sollten die Seitentriebe entfernt werden. Diese Triebe können Sie dann im Haus auf die Fensterbank oder ins Regal legen. Zu Sträußen zusammengebunden können Sie sie auch aufhängen. So wehren Sie im Haus Insekten ab.

Auch bei der Haustierhaltung können Tomaten gute Dienste leisten. Tumore bei Nagern sind eine häufige Todesursache. Geben Sie also Ihrem Meerschweinchen, Ihrer Ratte oder Ihrem Zwergkaninchen regelmäßig eine rohe Tomate, um es lange gesund und fit zu halten. Auch Hunde und Katzen haben in der Regel nichts gegen ein wenig Tomatensaft oder passierte Tomate im Futter. Auch viele Vögel und Schildkröten lieben Tomaten sehr. Schildkröten haben allerdings manchmal Schwierigkeiten, die runden Tomaten anzubeißen. Deshalb sollten Sie die Tomaten für die Schilkröten halbieren oder noch kleiner schneiden. Wenn Sie für Ihre Haustiere Tomatenprodukte verwenden wollen, müssen Sie darauf achten, dass diese nicht gewürzt sind und auch nicht Salz oder Geschmacksverstärker enthalten.

Wenn Ihr Liebling die ersten Tomaten ablehnt, bieten Sie ruhig häufiger welche an. Mit der Zeit wird er schon auf den Geschmack kommen. Bei Tieren ist das oft eine Frage der Gewohnheit.

Die Tomatenkur

Eine Kuranwendung, bei der verstärkt, aber natürlich nicht ausschließlich auf Tomaten und Tomatenprodukte zurückgegriffen wird, hat viele Vorteile. Sie kann die Gesundheit vorbeugend positiv beeinflussen, kann aber auch im Ernstfall Krankheiten und Beschwerden lindern. Die Tomatenkur wird nicht langweilig, da sie mit vielen Ihrem Geschmack entsprechenden Gerichten kombiniert werden kann. Im Rezeptteil (Seite 54) finden Sie viele leckere Gerichte rund um die Tomate, die für die Tomatenkur bestens geeignet sind. Aber auch Ihre eigenen Lieblingsrezepte lassen sich verwenden.

Die Kur sollte mindestens zwei bis drei Wochen dauern, damit ein Erfolg gewährleistet ist. Sie kann mehrmals jährlich wiederholt werden. Neben der positiven Wirkung auf die Gesundheit und die Leistungsfähigkeit hat die Tomatenkur bei entsprechender Auswahl der anderen Lebensmittel auch eine gewichtsreduzierende Wirkung.

- Beginnen Sie morgens mit einem kleinen Glas Tomatensaft. Diesen können Sie nach Belieben mit verschiedenen, möglichst frischen Kräutern würzen oder mit Säften mischen.

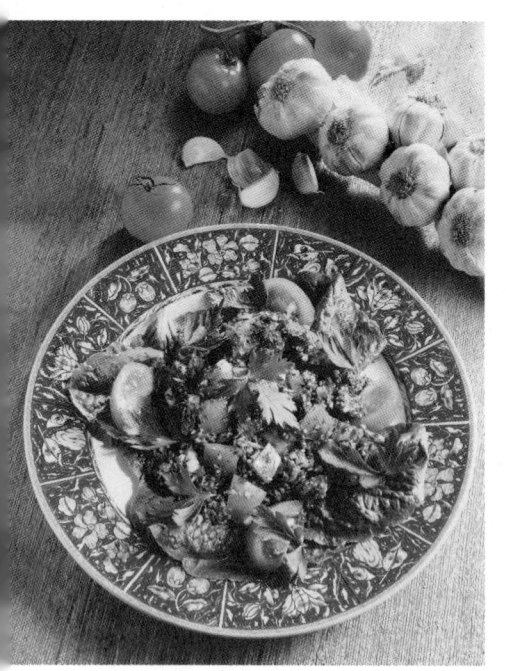

Bei der Tomatenkur kommen Tomaten in allen Varianten zum Einsatz: im Salat ...

- Zum Frühstück essen Sie eine frische, voll ausgereifte Tomate. Sie können sie nach Ihrem Geschmack zusammen mit Brot und Käse oder aber auch ohne weitere Zutaten essen.
- Mittags bereiten Sie die Sauce für die Hauptmahlzeit mit Tomatenpüree zu. Ein Tomatensalat, mit Tomatenöl angemacht, rundet das Essen ab. Für die Mittagsmahlzeit eignen sich im Prinzip alle Rezepte mit Tomaten.
- Ein Tomatendrink am Nachmittag ist eine optimale Erfrischung und gesunde Zwischenmahlzeit.
- Abends beschließen Sie mit einer Tomatensuppe und einem Glas Tomatensaft den Tomatentag.

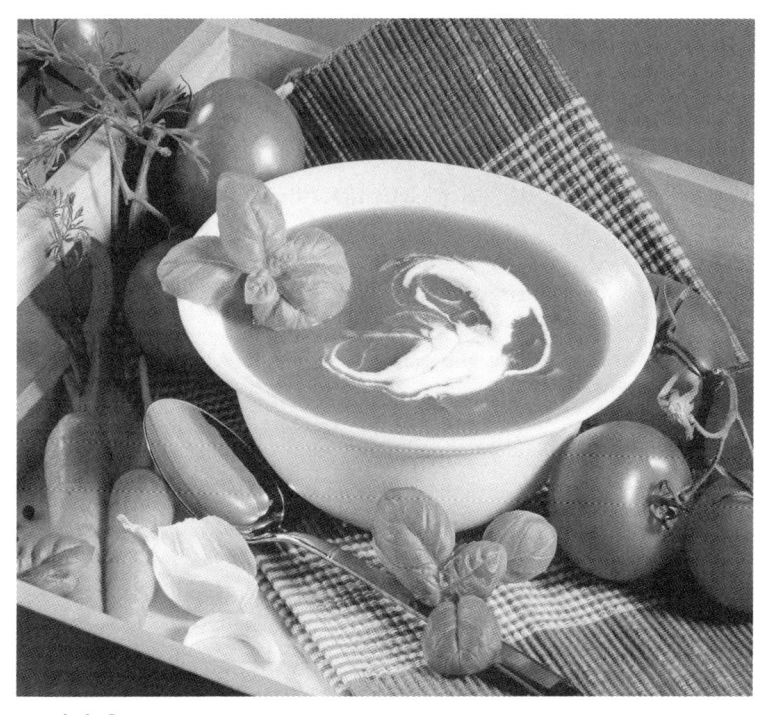

... und als Suppe

Tomaten in der Küche

Die Tomate lässt sich mit viel Genuss in den Speiseplan aufnehmen – sei es als frische Zutat von Salaten oder als Tomatenmark oder Tomatenpüree in Saucen und Suppen. In vielen Ländern, besonders im Mittelmeerraum, ist die Tomate als Zutat nicht wegzudenken und ist geschmacks- und farbgebender Bestandteil vieler traditioneller Rezepte. Aber auch bei uns hat sie sich inzwischen etabliert.

Die Verarbeitung

Tomaten lassen sich auf vielfältige Weise verarbeiten, ob man sie nun zur Verzierung mit dekorativen Mustern versieht oder aber in anderer Weise vorbereitet.

- *Tomaten abziehen:* Bei vielen Gerichten stört die feste Haut. Daher ist es besser, diese zu entfernen. Dazu werden die Tomaten kurz in kochendes Wasser gegeben. Die Haut lässt sich dann problemlos abziehen. Wem diese Prozedur zu mühselig ist, der kann auf geschälte Tomaten aus der Dose zurückgreifen.
- *Tomaten schälen:* Tomaten lassen sich mit einem scharfen Messer auch schälen. Hierbei muß man sehr vorsichtig vorgehen, da die Schicht des Tomatenfleisches sehr dünn und wenig stabil ist. Geschälte Tomaten lassen sich wie enthäutete Tomaten verwenden. Die Schale eignet sich als Verzierung für Salate, Getränke und Büfetts.
- *Tomaten entkernen:* Um Tomaten zu entkernen, gibt es verschiedene Möglichkeiten. Einmal können Sie am Stielansatz oder an der Spitze einen Deckel wegschneiden und die Tomaten aushöhlen. Sie können aber auch eine Kuppe ausschneiden und mit einem kleinen Löffel nur die Kerne entfernen. So bleiben die Kammern erhalten. Diese können dann beispielsweise mit Frischkäse oder einer anderen Füllung gefüllt werden.

Die Verarbeitung | **45**

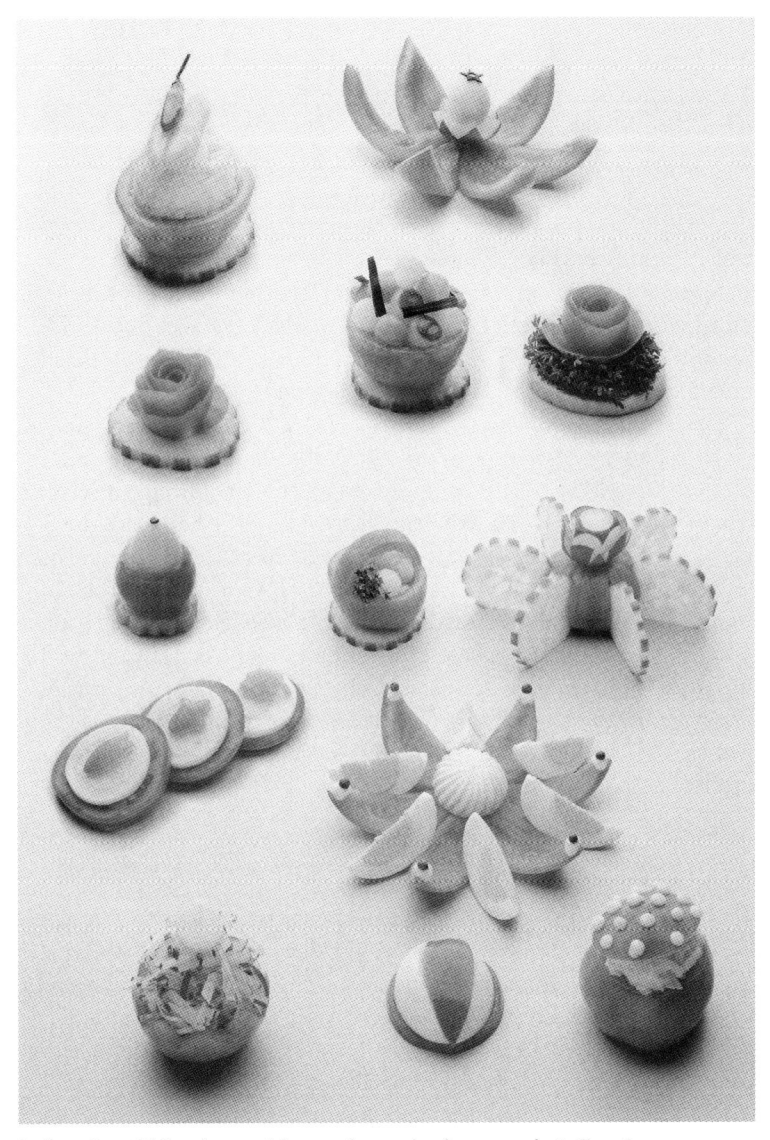

Leckere Appetithäppchen und Augenschmaus in einem: verzierte Tomaten

- *Tomaten in Scheiben schneiden:* Dabei entfernt man die Haut nicht. Auf diese Weise haben die Tomatenscheiben mehr Halt. Sie können die Tomaten auf den Stielansatz legen und in Richtung Spitze in Scheiben schneiden. Man kann aber auch waagerechte Scheiben schneiden. Dies gibt den Scheiben mehr Halt und sieht besonders bei Fleischtomaten sehr appetitlich aus. Mit dem Schnitzelwerk der Küchenmaschine lassen sich hauchdünne Tomatenscheiben herstellen, die gut als Zutat für Aufläufe, Pizzas und Salate geeignet sind.
- *Tomaten würfeln:* Zur Herstellung von Tomatenwürfeln können die Tomaten vorher enthäutet oder geschält werden oder aber mit der Haut verwendet werden. Einfach die Tomaten in dickere Scheiben schneiden und diese dann weiter zu Würfeln verarbeiten.
- *Tomaten als Verzierungen:* Tomaten eignen sich auch sehr gut, um einen Salat zu verzieren oder ein Büfett zu schmücken. Eine einfache und effektive Methode ist es, große Tomaten spiralförmig zu schälen. Aus diesen Schalen lassen sich dann viele Motive wie beispielsweise Spiralen, Rosen oder Ringe formen. Aber auch aus ganzen Tomaten lassen sich Verzierungen zaubern. So wird beispielsweise aus einer Fleischtomate ein roter Igel, wenn Sie diese mit Zahnstochern, Gewürznelken oder Mandelsplittern spicken. Eine weitere Möglichkeit ist es, die Tomaten zu halbieren und die Schnittfläche zackenförmig auszuschneiden. Diese Zackentomaten können Sie als reine Verzierung nehmen, Sie können sie aber auch für den Verzehr aushöhlen und füllen, beispielsweise mit Kräutern, Käse oder Krabbensalat.

Die Aufbewahrung und Haltbarmachung

Tomaten sollten bei Zimmertemperatur aufbewahrt werden. So haben sie beim Verzehr das beste Aroma und den intensivsten Geschmack. Wenn Sie so viele Tomaten haben, dass sie bei dieser Art der Lagerung verderben würden, können Sie sie auch in den Kühlschrank legen. Dann ist es sinnvoll, diese vor dem Verbrauch einige Stunden bei Zimmertemperatur zu lagern, damit sich der Geschmack wieder entfalten kann.

Die selbst hergestellten Tomatenprodukte, die im folgenden Kapitel vorgestellt werden, sollten Sie alle im Kühlschrank aufbewahren und innerhalb einiger Tage verbrauchen oder durch Einkochen haltbar machen. Stellen Sie immer nur kleine Mengen, die Sie in Kürze verbrauchen, her, damit sie immer frisch sind.

Tomaten trocknen ist eine gute Methode, die Früchte zu verarbeiten, die nicht zum sofortigen Verzehr gedacht sind (Rezept auf Seite 53). Dies ist oft nötig, wenn sehr viele Tomaten gleichzeitig reif werden. In südlichen Ländern werden die Tomaten in der Sonne getrocknet, in unseren Breiten wird man ein Dörrgerät verwenden, da die Sonne nicht ausreicht, um die Tomaten schnell genug zu trocknen. Getrocknete Tomaten sind eine Spezialität und in den Geschäften in der Regel verhältnismäßig teuer. Sie sind eine leckere Knabberei und lassen sich außerdem vielfältig weiterverarbeiten.

Daneben gibt es weitere Möglichkeiten, Tomaten haltbar zu machen. Einkochen und einfrieren bieten sich hier an. Diese Tomaten sind dann allerdings nur noch zum Kochen zu verwenden. Wenn es Ihnen wichtig ist, sollten Sie vorher die Schale abziehen. Sinnvoller ist es, die Tomaten gleich zu den gewünschten Produkten zu verarbeiten, wie beispielsweise Ketchup, Tomatensaft oder Tomaten-Gemüsebrühe. Die meisten selbst hergestellten Tomatenprodukte können durch Einkochen haltbar gemacht werden.

Ketchup & Co – selbst gemacht

Im Handel sind viele verschiedene Tomatenprodukte erhältlich. Ein großer Teil dieser Produkte lässt sich auch einfach und schnell nach dem persönlichen Geschmack selbst zubereiten. Es macht viel Spaß und die Zutaten können variiert werden. Selbst gemachte Tomatenprodukte sind auch schöne Geschenke an Menschen, die diese zu würdigen wissen.

Ketchup beispielsweise lässt sich in vielen verschiedenen Geschmacksrichtungen zubereiten (die klassischen Ketchupgewürze sind Essig, Muskat, Nelken, Paprika, Pfeffer, Salz, Zimt und Zwiebeln; es wird aus Tomatenmark hergestellt). Aber auch andere selbst hergestellte Produkte mit Tomaten schmecken sehr gut. Versuchen Sie einmal die Tomatenbutter oder den Tomaten-Apfelessig!

Tomatenketchup aus frischen Tomaten

Zwiebeln, Paprikaschoten und Knoblauch putzen und fein würfeln. Die Tomaten enthäuten und würfeln. In einem großen Topf Wasser in Höhe von etwa 1 cm erhitzen, Tomaten, Zwiebeln, Paprika und Knoblauch und die Gewürze hineingeben und etwa 30 Minuten kochen lassen. Mit dem Mixer pürieren und bei schwacher Hitze so lange leicht kochen lassen, bis die gewünschte Konsistenz erreicht ist. Dabei mehrmals umrühren. Eventuell noch einmal mit Gewürzen abschmecken, in saubere Gläser füllen und einkochen.

ZUTATEN

1 kg vollreife Flaschentomaten
3 Zwiebeln
2 Paprikaschoten
3 Knoblauchzehen
1 TL Kräutersalz
2 EL Honig
je 1 TL Pfeffer, Paprikapulver, Zimt
je 1 Msp. gemahlene Nelken, Muskat

- Menge: ca. 500 g
- ca. 10 kcal pro EL

Tomatenketchup aus Tomatenmark

Tomatenmark in eine Schüssel geben und mit dem Apfelessig verrühren, dann mit Honig und Kräutersalz abschmecken. In ein Glas mit Schraubdeckel füllen und gut verschließen.
Tipp: Wenn Sie statt des Tomatenmarks pürierte Tomaten verwenden, wird das Ketchup dünnflüssiger. Sie können auch beides mischen.

ZUTATEN

100 g Tomatenmark
2- oder 3fach konzentriert
1/2–1 EL Apfelessig
1/2 TL Honig
etwas Kräutersalz

- Menge: ca. 125 g
- ca. 10 kcal pro EL

Tomaten-Gewürzketchup aus Tomatenmark

Tomatenmark in eine Schüssel geben, mit dem Apfelessig verrühren, dann mit Honig, Paprika, Muskat, Zimt, Pfeffer und Salz abschmecken. In ein Glas mit Schraubdeckel füllen.

ZUTATEN

100 g Tomatenmark
3fach konzentriert
1/2–1 EL Apfelessig
Honig nach Geschmack
je eine Prise Paprika, Muskat, Zimt und Pfeffer
Salz

- Menge: ca. 125 g
- ca. 10 kcal pro EL

Tomaten-Gemüsebrühe

Das Gemüse putzen und in Würfel schneiden. In einem Topf 1 Liter Wasser erhitzen und das Gemüse dazugeben. Etwa 15 Minuten kochen lassen, dann die Kräuter hineingeben und

ZUTATEN

500 g Tomaten
2 Stangen Lauch
3 Zwiebeln
200 g Sellerieknolle
200 g Möhren
3 Knoblauchzehen
1 Bund frische Kräuter
(Basilikum, Bohnenkraut, Dill, Liebstöckel, Majoran)

- Menge: ca. 800 ml
- ca. 10 kcal pro 100 ml

noch einmal 5 Minuten kochen. Das Ganze abkühlen lassen und durch einen Kaffeefilter abseihen. Die Tomaten-Gemüsebrühe können Sie im Eiswürfelbeutel einfrieren und auf diese Weise haltbar machen. Ansonsten sollte sie innerhalb von zwei Tagen verwendet werden. Das Gemüse, das nach dem Abseihen im Filter bleibt, können Sie anschließend für Gemüsebratlinge verwenden.

Tomatenmark-Olivenöl-Paste

Tomatenmark und Olivenöl in eine Rührschüssel geben und mit dem Mixer auf hoher Stufe verquirlen. In ein verschließbares Glas geben. Die Tomatenmark-Olivenöl-Paste eignet sich als Zutat für Salatsaucen, ergänzt durch Kräuter und Gewürze, und zum Einlegen von Fleisch und Gemüse zum Grillen.

ZUTATEN

100 g Tomatenmark
3fach konzentriert
100 ml Olivenöl

- Menge: ca. 200 g
- ca. 50 kcal pro EL

Tomatensud

Die Tomaten würfeln. Die Butter in einem Topf erhitzen, Wasser in Höhe von etwa 1 cm dazugeben und aufkochen lassen. Dann die Tomatenwürfel hineingeben, aufkochen lassen und bei schwacher Hitze etwa 45 Minuten einreduzieren. Abkühlen lassen und durch einen Kaffeefilter abseihen oder durch ein Sieb passieren. Den Tomatensud können Sie im Eiswürfelbeutel portionsweise einfrieren und als Würze für Saucen, Suppen oder Gemüsegerichte verwenden.

ZUTATEN

5 kg vollreife Tomaten
1 EL Butter

- Menge: ca. 2 l
- ca. 20 kcal pro 100 ml

Tomatenmazerat

Die getrockneten Tomaten in ein Glas mit Schraubdeckel füllen. Olivenöl und Sonnenblumenöl darüber gießen. Das Glas verschließen und an einem warmen Ort (falls möglich, in der Sonne) zwei bis sechs Wochen stehen lassen. (Diesen Vorgang nennt man Mazerieren.) Dann in den Kühlschrank stellen. Das Tomatenmazerat eignet sich für Salatsaucen und Rohkostgerichte, man kann es aber auch zum Kochen oder Braten verwenden.
Tipp: Wenn Sie das Tomatenöl zum Gebrauch in eine andere Flasche füllen, können Sie die Tomaten noch ein weiteres Mal mit Pflanzenöl übergießen und erneut mazerieren lassen. Die Tomaten verwenden Sie anschließend zum Kochen.

ZUTATEN

5 getrocknete Tomaten
100 ml Olivenöl
100 ml Sonnenblumenöl

- Menge: ca. 180 ml
- ca. 70 kcal pro EL

Tomaten-Brotaufstrich

Das Olivenöl in einer Pfanne erhitzen. Paprika und Zwiebel zerkleinern und in das heiße Öl geben. Unter ständigem Rühren bräunen. Dann das Buchweizenmehl dazugeben und noch etwa 2 Minuten erhitzen. Die Masse mit dem Wasser ablöschen und so lange rühren, bis eine gleichmäßige Masse entstanden ist. Dann das Tomatenmark einrühren. Mit Kräutersalz und Pfeffer abschmecken. In eine Rührschüssel geben und mit dem Mixer pürieren. Abkühlen lassen, in ein Glas mit Schraubdeckel füllen und gut verschließen.

ZUTATEN

20 g Buchweizenmehl
30 g Paprikaschoten
70 g Zwiebeln
2 TL Tomatenmark
20 ml Olivenöl
100 ml Wasser
Kräutersalz, Pfeffer

- Menge: ca. 200 g
- ca. 10 kcal pro EL

Tomatenmayonnaise

Tomatenmark, Salatmayonnaise, Salz und Apfelessig in eine Rührschüssel geben und mit dem Mixer gut verrühren. Die Tomatenmayonnaise ist zur sofortigen Verwendung bestimmt. Sie passt als Zutat für Salate, zum Dippen und ist eine leckere Verzierung für gekochte Eier und verschiedene Wurstsorten. Auch Spargel können Sie damit appetitlich anrichten.

ZUTATEN

50 g Tomatenmark
3fach konzentriert
25 g Salatmayonnaise
1 Prise Salz
wenige Tropfen Apfelessig

- Menge: ca. 75 g
- ca. 25 kcal pro EL

Tomatenöl aus getrockneten Tomaten

Olivenöl, Distelöl und die getrocknete Tomate in eine Rührschüssel geben und mit dem Mixer pürieren. Über einen Kaffeefilter abseihen und in eine Flasche füllen. Das Tomatenöl eignet sich für Salatsaucen, Rohkostgerichte und zum Kochen.

ZUTATEN

1 getrocknete Tomate
50 ml Olivenöl
50 ml Distelöl

- Menge: ca. 90 ml
- ca. 80 kcal pro EL

Tomaten-Frischkäse

Tomatenmark, Frischkäse, Salz und Rotweinessig in einen Mixer geben und verrühren. Der Tomaten-Frischkäse ist zur sofortigen Verwendung bestimmt. Er ist ein würziger Brotaufstrich, eignet sich aber auch als Sauce für Raclette oder Grillspeisen.
Tipp: Anstelle von Frischkäse können Sie auch einen Naturjoghurt, Mascarpone oder Quark verwenden.

ZUTATEN

50 g Tomatenmark
3fach konzentriert
25 g Frischkäse
1 Prise Salz
wenige Tropfen Rotweinessig

- Menge: ca. 75 g
- ca. 120 kcal

Tomatenmarmelade

Von den Tomaten die Stielansätze entfernen, häuten und würfeln. Mit dem Gelierzucker verrühren. In einem großen Topf Wasser in Höhe von etwa 1 cm aufkochen. Die Tomatenmasse und den Grapefruitsaft hineingeben und aufkochen lassen. Dann bei schwacher Hitze etwa 60 Minuten kochen lassen, dabei mehrmals umrühren. Dann eine Gelierprobe machen. Wenn die Konsistenz Ihren Wünschen entspricht, die Tomatenmarmelade in saubere Gläser füllen und eventuell einkochen.

ZUTATEN

1 kg vollreife Flaschentomaten
500 g Gelierzucker
Saft einer roten Grapefruit

- Menge: ca. 1200 g
- ca. 30 kcal pro EL

Tomaten-Apfelessig

Den Essig in ein Glas mit Schraubdeckel geben und das Tomatenmark einrühren. Den Tomaten-Apfelessig können Sie mit getrockneten Kräutern und Gewürzen verfeinern. Er passt zu Salaten, Rohkost und Suppen.

ZUTATEN

100 ml Apfelessig
10 g Tomatenmark
3fach konzentriert

- Menge: ca. 100 ml
- ca. 30 kcal

Tomatenbutter

Die nicht zu kalte Butter mit einer Gabel mit dem Tomatenmark verkneten und kalt stellen. Tomatenbutter passt beispielsweise gut zu frischen Vollkornbrötchen, sie kann aber auch zum Braten verwendet werden. Anstelle der Butter können Sie auch eine gute Pflanzenmargarine verwenden.

ZUTATEN

- 100 g Butter
- 10 g Tomatenmark 3fach konzentriert

- Menge: ca. 110 g
- ca. 750 kcal

Getrocknete Tomaten

Die Tomaten halbieren und mit geschlossener Seite nach unten auf das Sieb eines Dörrgerätes setzen. Mit einem weiteren Sieb abdecken. Die Tomaten vollständig trocknen lassen. Aus 500 g frischen Tomaten erhalten Sie je nach Tomatensorte und Größe der ausgewählten Tomaten etwa 30 bis 50 g getrocknete Tomaten.

Tomatenpulver

Die Tomaten und das Salz im Mixer zu Pulver verarbeiten. Das Tomatenpulver können Sie zum Würzen von Saucen, Suppen und Salaten verwenden.

Tipp: Das Tomatenpulver können Sie verfeinern, indem Sie 25 g getrocknete und gemahlene Pilze zugeben. Auch getrocknete und gemahlene Kräuter verfeinern den Geschmack. So können Sie eine Vielzahl verschiedener Geschmacksrichtungen herstellen.

ZUTATEN

- 50 g getrocknete Tomaten
- 50 g Kochsalz

- Menge: ca. 100 g
- ca. 90 kcal

ZUTATEN

- 500 g rote, ausgereifte Tomaten

- Menge: ca. 30 bis 50 g
- ca. 90 kcal

Leckere und gesunde Rezepte rund um die Tomate

Tomaten, Reis und Kartoffeln

Tomaten passen gut zu Reis und Kartoffeln. Die Mischung aus Kohlehydraten und den Vitalstoffen der Tomate belastet den Körper nicht und setzt Endorphine frei. Sie machen uns glücklich. Glückliche Menschen nehmen auch die Stoffe aus der Nahrung besser auf, die der körperlichen Gesundung und dem Wohlbefinden dienen.

Tomatenreis

Reis und Tomaten in den geschlossenen Einsatz eines Dampfdrucktopfs geben und darin 5 Minuten garen. Tomatenreis passt zu allen Fleisch- und Gemüsegerichten.
Tipp: Der Reis nimmt die rote Farbe der Tomaten besser auf, wenn Sie vor dem Garen 1 TL Olivenöl zugeben.

ZUTATEN

500 g pürierte Tomaten
100 g Langkornreis

- Für 4 Portionen
- ca. 110 kcal pro Portion

Tomaten-Kartoffel-Püree

Die Kartoffeln schälen und würfeln, Knoblauchzehe putzen. Kartoffeln und Knoblauch in etwas Wasser garen. Den Topf von der Kochplatte nehmen und die Kartoffeln stampfen. Tomatenmark, Milch und Butter dazu-

ZUTATEN

500 g Kartoffeln
3 TL Tomatenmark
1 Knoblauchzehe
etwas Milch
etwas Butter
Kräutersalz

- Für 4 Portionen
- ca. 110 kcal pro Portion

geben und verrühren. Mit Kräutersalz abschmecken. Dazu passen alle Gerichte, zu denen Sie auch sonst Kartoffelpüree reichen.
Tipp: Besonders fein wird das Tomaten-Kartoffel-Püree, wenn Sie anstelle des Tomatenmarks 5 Tomaten würfeln und zusammen mit den Kartoffeln kochen.

Tomaten und Fleisch

Tomaten geben allen Fleischgerichten nicht nur einen besseren Geschmack, sie geben dem Fleisch und der Sauce auch eine angenehme Farbe. Frikadellen und Hackbraten werden durch die Zugabe von etwas Tomatenmark würziger und auch gesünder.

Tomatencurry

Die Kichererbsen 12 Stunden in Wasser einweichen. Dann mit frischem Wasser aufsetzen und etwa 40 Minuten garen. Gleichzeitig in einer Pfanne Olivenöl erhitzen und die Hähnchenschenkel darin braten, bis sie fast gar sind. Tomaten, Zwiebel und Knoblauch putzen und würfeln. Zusammen mit der Hälfte der Kichererbsen zu den Hähnchenschenkeln geben und noch etwa 10 Minuten schmoren. Die andere Hälfte der Kichererbsen pürieren und einrühren. Mit Curry-Gewürz, Kräutern, Salz und Pfeffer abschmecken. Als Beilage reichen Sie körnigen Langkornreis.

ZUTATEN

3 Tassen Kichererbsen
4 Hähnchenschenkel
4 Fleischtomaten
1 Zwiebel
3 Knoblauchzehen
2 EL gehackte Kräuter
(Liebstöckel, Majoran, Basilikum)
2 TL Curry-Gewürzmischung
Salz
Pfeffer
Olivenöl

- Für 4 Portionen
- ca. 590 kcal pro Portion

Marinaden

Eine besonders interessante Variation ist es, Fleisch in Marinaden aus oder mit Tomaten einzulegen. Tomatenmark und pürierte Tomaten eignen sich dazu, Fleisch zu marinieren. Das Fleisch wird einfach mit den gewünschten Produkten bestrichen. Es bekommt eine angenehme Farbe und einen frisch-fruchtigen Geschmack. Vor dem Braten wird das Tomatenmark bzw. das Tomatenpüree entfernt. Es kann anschließend für die Sauce verwendet werden.

Tomaten-Buttermilch-Marinade

Tomatenmark und Buttermilch gut verrühren. Diese Marinade eignet sich besonders für Wild, passt aber auch zu eingelegtem Gemüse.

ZUTATEN

4 EL Tomatenmark
8 EL Buttermilch

- Für 4 Portionen
- ca. 20 kcal pro Portion

Tomaten und anderes Gemüse

Viele Menschen leben heute vegetarisch, sei es aus gesundheitlichen oder aus ethischen Gründen. In der Tat spricht vieles für eine vegetarische Ernährung. Die Tomate ist für die vegetarische Ernährung eine wichtige Zutat. Sie passt geschmacklich gut zu allen Gemüsesorten.

Gebackene Tomaten

Die Tomate mit der Fruchtansatzseite auf einen feuerfesten Teller geben und an der anderen Seite mit einem spitzen Messer drei- bis viermal einstechen. Dann die Butterflocken darüber geben und im vorgeheizten Backofen bei 180 Grad etwa 35 Minuten garen. Anschließend mit Basilikum und Kräutersalz würzen und heiß servieren. Dazu passt Baguette oder Pizzabrot.

ZUTATEN

4 Tomaten
Butterflocken
Kräutersalz
Basilikum

- Für 4 Portionen
- ca. 30 kcal pro Portion

Gefüllte Tomaten

Austernpilze, Paprika, Lauchzwiebeln und Knoblauch putzen und in sehr kleine Würfel schneiden.

In eine Schüssel geben, Haferflocken und Kräuter dazugeben und verrühren. Mit Salz und Pfeffer abschmecken. Das Ei darunter rühren. Von den Tomaten einen Deckel abschneiden und aushöhlen. Das Innere der Tomaten hacken und in die Gemüse-Haferflocken-Mischung einrühren. Dann die Tomaten mit der Mischung füllen. Den Deckel wieder auflegen. In einem Topf etwas Butter erhitzen, die Tomaten hineinstellen. Mit wenig Wasser aufgießen und etwa 45 Minuten garen. Dazu passen Tomaten-Kartoffel-Püree (Seite 54) und Salat.

Tomaten-Auberginen-Auflauf

Tomaten, Auberginen und Gemüsezwiebel in Scheiben, Paprika in Streifen schneiden. Alle Zutaten abwechselnd in eine gebutterte Auflaufform schichten. Für die Sauce Zwiebel und Knoblauch putzen und zusammen mit den Tomaten aus der Dose pürieren. Eier und Käse einrühren und mit Kräutersalz abschmecken. Über den Auflauf geben. Butterflocken darauf verteilen. Im vorgeheizten Backofen etwa 45 Minuten garen.

ZUTATEN

4 Fleischtomaten
100 g Austernpilze
1 grüne Paprika
4 Lauchzwiebeln
3 Knoblauchzehen
4 EL kernige Haferflocken
1 gehäufter EL gehackte Kräuter (Basilikum, Majoran, Liebstöckel)
Salz
Pfeffer
1 Ei
etwas Butter

- Für 4 Portionen
- ca. 160 kcal pro Portion

ZUTATEN

500 g Fleischtomaten
500 g Auberginen
1 Gemüsezwiebel
2 grüne Paprika
etwas Butter

Für die Sauce:
1 Dose geschälte Tomaten
1 Zwiebel
2 Knoblauchzehen
2 Eier
50 g geriebenen Käse
Kräutersalz
1 EL Butter

- Für 4 Portionen
- ca. 220 kcal pro Portion

Tomaten-Kartoffel-Auflauf

Kartoffeln in der Schale garen, abkühlen lassen, pellen und in Scheiben schneiden. Tomaten in Scheiben schneiden. Austernpilze putzen und in größere Stücke schneiden. Eine Auflaufform buttern und abwechselnd Kartoffeln, Tomaten und Austernpilze hineinschichten. Für die Sauce die geschälten Tomaten im Mixer pürieren, Olivenöl, Kürbiskernöl, Auberginenfleisch, Austernpilze, Zwiebel, Kräuter und Sahne dazugeben und mixen. Mit Kräutersalz abschmecken. Über den Tomaten-Kartoffel-Auflauf geben und im vorgeheizten Backofen etwa 45 Minuten garen. Kurz vor Ende der Garzeit mit dem Käse bestreuen.

ZUTATEN

500 g Fleischtomaten
500 g Kartoffeln
200 g Austernpilze
etwas Butter

Für die Sauce:
500 g geschälte Tomaten aus der Dose
1 EL Olivenöl
1 EL Kürbiskernöl
100 g püriertes Auberginenfleisch
100 g pürierte Austernpilze
1 gehackte Zwiebel
Kräutersalz
3 EL gehackte Kräuter (Basilikum, Liebstöckel, Majoran)
4 EL Sahne
100 g geriebenen Käse

- Für 4 Portionen
- ca. 350 kcal pro Portion

Gegrillte Tomate mit Kräuterquark

Die Tomate am Ansatz kreuzförmig einschneiden. Mit Kräutersalz bestreuen und die Butter darauf geben. In Alufolie einwickeln und auf dem Grill etwa 30 Minuten bei schwacher Hitze grillen. Aus der Alufolie nehmen, auf einen Teller legen und den Kräuterquark darüber geben.

ZUTATEN

4 Fleischtomaten
Kräutersalz
etwas Butter
2 EL Kräuterquark

- Für 4 Portionen
- ca. 90 kcal pro Portion

Tomatensuppen

Tomatensuppen haben Tradition. Sie sind gesund, lecker und auch für Diäten gut geeignet. Suppen können als Vorsuppe, leichte Mahlzeit, aber auch – wie beispielsweise die Tomaten-Kartoffel-Suppe – als kräftiges Essen gereicht werden.
Für die schnelle Zubereitung kann man auch einmal auf geschälte Tomaten, passierte Tomaten oder Tomatenstücke (alles erhältlich in Dosen und Gläsern) zurückgreifen.

Tomatensuppe mit Reis

Tomaten häuten und würfeln, Paprika und Zwiebeln putzen und würfeln. Butter und Kürbiskernöl in einem Topf erhitzen. Tomaten, Paprika und Zwiebeln hineingeben und einige Minuten dünsten. Mit etwas Wasser aufgießen und etwa 10 Minuten leicht kochen lassen. Mit Kräutern und Kräutersalz abschmecken. Inzwischen den Reis in Wasser garen. Abtropfen lassen und in die heiße Suppe einrühren. Dazu passen warmes Knoblauchbrot und grüner Salat.

Tipp: Die Tomatensuppe mit Reis schmeckt auch kalt.

ZUTATEN

**500 g Fleischtomaten oder
1 große Dose geschälte Tomaten
2 rote Paprikaschoten
2 Zwiebeln
2 EL gehackte Kräuter
(Basilikum, Liebstöckel, Thymian, Majoran)
Kräutersalz
1 TL Butter
1 TL Kürbiskernöl
1 Tasse Reis**

- **Für 4 Portionen**
- **ca. 200 kcal pro Portion**

Tomaten-Wildkräuter-Suppe

Tomaten enthäuten, Lauchzwiebeln und Knoblauch putzen. Dann alles würfeln. Olivenöl in einem Topf erhitzen. Gemüsewürfel hineingeben und kurz anbraten. Mit der Tomaten-Gemüsebrühe aufgießen und etwa 15 Minuten garen. Wildkräuter waschen, abtropfen lassen und hacken. Nach 10 Minuten Garzeit in die Suppe geben. Nach Ende der Garzeit die Suppe pürieren

und mit Kräutersalz abschmecken.
Mit Sahne verfeinern.

ZUTATEN

500 g Rispentomaten
5 Lauchzwiebeln
2 Knoblauchzehen
200 ml Tomaten-Gemüsebrühe
(Seite 49)
1 Bund Wildkräuter
etwas Olivenöl
Kräutersalz
etwas Sahne

- Für 4 Portionen
- ca. 90 kcal pro Portion

Gazpacho (Kalte Tomatensuppe)

Tomaten enthäuten, Gurke schälen und alles in Würfel schneiden. Zwiebeln und Knoblauch putzen. Zwiebeln vierteln. Paprika putzen und in Stücke schneiden. Tomaten, Gurke, Zwiebel, Knoblauch und Paprika im Mixer pürieren. Gemüsebrühe, Olivenöl und Zitronensaft einrühren und mit Salz und Pfeffer abschmecken. In den Kühlschrank stellen. Das Weißbrot in Würfel schneiden und in der Butter goldbraun braten. Gazpacho in Suppenschalen füllen, Weißbrotwürfel darauf geben und mit Petersilie und Schnittlauch bestreuen.

Tipp: Geben Sie Eiswürfel in die Suppe, bevor Sie Weißbrot und Kräuter darüber geben.

ZUTATEN

500 g Fleischtomaten
1 große Salatgurke oder Gemüsegurke
200 g Zwiebeln
4 Knoblauchzehen
je 1 rote und grüne Paprikaschote
1 l Gemüsebrühe
2 EL Olivenöl
Saft einer halben Zitrone
Salz
Pfeffer
1 EL gehackte Petersilie
1 EL gehackter Schnittlauch
4 Scheiben Weißbrot
Butter

- Für 4 Portionen
- ca. 310 kcal pro Portion

Tomaten-Kartoffel-Suppe

Tomaten enthäuten, Kartoffeln schälen und beides in Würfel schneiden. Den Lauch von den Lauchzwiebeln abschneiden und beiseite legen, die Zwiebeln in Ringe schneiden. Lauch putzen und in kleine Stücke schneiden. Knoblauch enthäuten. Die Gemüsebrühe in einem Topf erhitzen. Tomaten, Kartoffeln, Zwiebeln, Lauch und Knoblauch dazugeben und garen. Kräuter einrühren und im Mixer pürieren. Mit Salz und Pfeffer abschmecken. Das Weißbrot in Würfel schneiden und im Olivenöl goldbraun braten. Zwiebellauch in dünne Ringe schneiden. Die Suppe in eine Suppenterrine geben, Weißbrotwürfel darüber geben und Zwiebellauch und Petersilie darüber streuen.

ZUTATEN

- 300 g mehlige Kartoffeln
- 300 g Rispentomaten
- ½ l Gemüsebrühe
- 200 g Lauch
- 5 Lauchzwiebeln
- 3 Knoblauchzehen
- 2 EL gehackte Kräuter (Basilikum, Oregano, Liebstöckel)
- Salz
- Pfeffer
- 1 TL gehackte Petersilie
- 4 Scheiben Weißbrot
- Olivenöl

- Für 4 Portionen
- ca. 260 kcal pro Portion

Tomaten-Artischocken-Suppe

Fleischtomaten enthäuten und würfeln. Zwiebel und Austernpilze putzen und würfeln. Die Butter in einem mittelgroßen Topf erhitzen, das gewürfelte Gemüse dazugeben und einige Minuten anbraten. Dann mit etwas Wasser ablöschen und etwa 15 Minuten garen. Die Artischockenherzen dazugeben und kurz erhitzen. Dann pürieren. Die Kartoffel schälen und in die Suppe reiben. Aufkochen lassen. Das Ganze mit Kräutersalz abschmecken und am Schluss mit Sahne verfeinern und verzieren.

ZUTATEN

- 500 g Fleischtomaten
- 1 kleines Glas Artischockenherzen
- 100 g Austernpilze
- 1 Zwiebel
- 2 EL gehackte Kräuter
- Kräutersalz
- 1 TL Butter
- 1 mittelgroße Kartoffel
- etwas Sahne

- Für 4 Portionen
- ca. 80 kcal pro Portion

Tomatensaucen

Saucen sind oft die Krönung des gesamten Essens. Sie runden die Speisenfolge ab und sind die Vermittler zwischen den einzelnen Speisen.
Mit Tomaten und Tomatenprodukten lassen sich die schmackhaftesten Saucen zaubern. Aber auch um den Saucenfond zu verfeinern, kann man viele Tomatenprodukte einsetzen.
Auch bei Tomatensuppen können Sie auf die im Handel erhältlichen Produkte wie geschälte Tomaten, Tomatenstücke oder Tomatenmark zurückgreifen und damit die Zubereitung vereinfachen und beschleunigen.

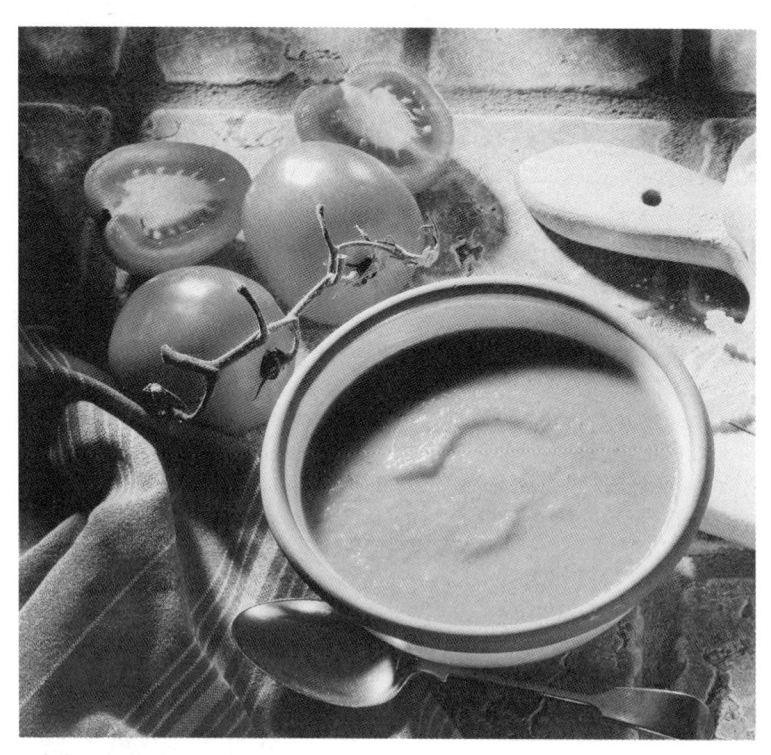

Auf die richtige Sauce kommt es an

Tomaten-Sahne-Sauce

Pilze und Zwiebel putzen und in sehr feine Scheiben schneiden. Die Butter in einem Topf erhitzen, Pilze und Zwiebel hineingeben und kurz dünsten. Dann die Tomatenwürfel dazugeben und aufkochen lassen. Mit Kräutersalz abschmecken und mit Sahne verfeinern. Die Sauce passt beispielsweise zu gefülltem Gemüse und zu Nudeln.

ZUTATEN

- 1 Dose Tomatenwürfel
- 200 g Champignons
- 1 kleine Zwiebel
- Kräutersalz
- 1 TL Butter
- etwas Sahne

- Für 4 Portionen
- ca. 60 kcal pro Portion

Spanische Sauce

Die Tomaten enthäuten und in kleine Würfel schneiden. Lauchzwiebeln und Knoblauch putzen und hacken. Olivenöl und Butter in einem Topf erhitzen. Lauchzwiebeln und Knoblauch hineingeben und glasig dünsten. Dann die Tomatenwürfel dazugeben und kurz andünsten. Mit der Gemüsebrühe aufgießen. Kräuter und Lorbeerblatt zugeben und das Ganze etwa 10 Minuten leicht kochen lassen. Das Lorbeerblatt entfernen und die geviertelten Oliven zugeben. Abschließend mit Salz, Pfeffer und Honig abschmecken. Zu dieser Sauce reichen Sie Braten, gefüllte Gemüse oder gekochte Eier.

Tipp: Sie können die Sauce verfeinern, indem Sie 50 g Schafs- oder Ziegenkäse in kleine Würfel schneiden und nach dem Kochen dazugeben.

Zutaten

- 500 g Rispentomaten
- 4 Lauchzwiebeln
- 3 Knoblauchzehen
- 10 grüne Oliven aus dem Glas
- 250 ml Gemüsebrühe
- 3 EL Olivenöl
- 1 TL Butter
- 2 EL gehackte Kräuter (Basilikum, Majoran, Thymian)
- 1 Lorbeerblatt
- Salz
- Pfeffer
- Honig

- Für 4 Portionen
- ca. 150 kcal pro Portion

Kalte Tomatensauce

Zwiebeln putzen und mit einem Mixer zerkleinern. Remoulade und Tomatenketchup dazugeben und verrühren. Mit Kräutersalz und Honig abschmecken. Diese Sauce passt zu kaltem Braten, Grillgerichten, Fondue und Raclette.

ZUTATEN

3 Lauchzwiebeln
2 EL Remoulade
150 ml Tomatenketchup
Kräutersalz
Honig

- **Für 4 Portionen**
- **ca. 90 kcal pro Portion**

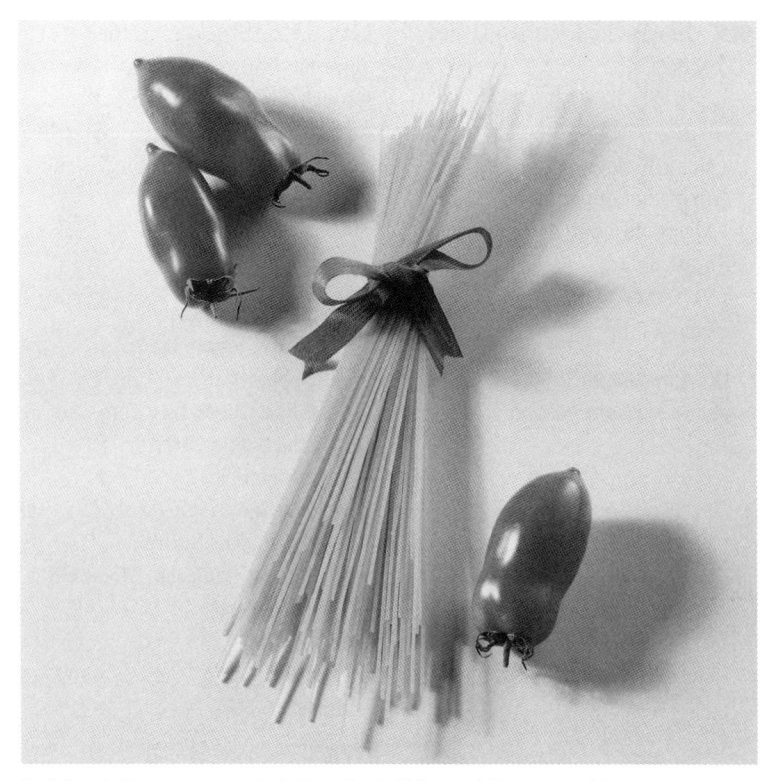

Nudeln mit Tomatensauce sind eines der beliebtesten Tomatengerichte

Gebundene Tomaten-Gemüse-Sauce

Paprika, Gemüsegurke, Austernpilze, Auberginen, Zucchini, Zwiebel und Knoblauch putzen und würfeln. In einem Topf Butter und Olivenöl erhitzen, Gemüse und Kräutersalz hineingeben und etwa 15 Minuten bei schwacher Hitze dünsten. Das Weizenmehl darüber stäuben und gut rühren. Dann mit dem Tomatensaft ablöschen. Diese Sauce passt zu Kartoffeln und Bratlingen.

Zutaten

- je 1 rote, grüne und gelbe Paprikaschote
- 100 g Gemüsegurke
- 100 g Austernpilze
- 100 g Auberginen
- 100 g Zucchini
- 1 Zwiebel
- 2 Knoblauchzehen
- 250 ml Tomatensaft
- 1 TL Butter
- 1 EL Olivenöl
- Kräutersalz
- 1 gehäufter EL Weizenmehl

- Für 4 Portionen
- ca. 50 kcal pro Portion

Tomaten-Pilz-Sauce

Austernpilze, Tomaten, Lauchzwiebeln und Knoblauch putzen und in kleine Stücke schneiden. In einem Topf Butter und Olivenöl gemeinsam erhitzen und das Gemüse dazugeben. Kurz anbraten. Dann mit dem Fleisch- oder Gemüsesud ablöschen und aufkochen lassen. Tomatenmark einrühren und mit Kräutersalz abschmecken. Die Sauce können Sie so servieren oder vorher noch pürieren. Sie passt zu Fleischgerichten und gedünstetem Gemüse.
Tipp: Anstelle der Austernpilze können Sie auch frische Waldpilze verwenden. Pilze mit festem Fleisch, beispielsweise Steinpilze, passen besonders gut.

ZUTATEN

- 100 g Austernpilze
- 4 Fleischtomaten
- 2 Lauchzwiebeln
- 1 Knoblauchzehe
- 250 ml Fleisch- oder Gemüsesud
- 2 TL Tomatenmark
- Kräutersalz
- 1 TL Butter
- 1 EL Olivenöl

- Für 4 Portionen
- ca. 50 kcal pro Portion

Salate

Tomaten eignen sich gut zur Verwendung in Salaten. Diese können als Beilage zu allen Gerichten dienen, aber auch als komplette Mahlzeit im Rahmen einer Diät oder an heißen Sommertagen. Die Salate sollten immer frisch zubereitet werden. Besonders die Marinaden werden bei Salaten erst kurz vor dem Anrichten darüber gegeben. Soll bei Salaten die Sauce in die Zutaten einziehen, so ist dies in den einzelnen Rezepten gesondert angegeben.

Tomatensalat mit Schafskäse

Tomaten und Salatgurke in Würfel, Lauchzwiebel in Ringe schneiden. Die Zutaten in eine Schüssel geben und mischen. Aus Apfelessig, Öl und Kräutersalz eine Marinade zubereiten und über den Salat geben. Vorsichtig mischen. Den Schafskäse mit einer Knoblauchpresse oder einer Kartoffelpresse auf den Salat drücken.

ZUTATEN

- 2 Fleischtomaten
- 1 kleine Salatgurke
- 1 Lauchzwiebel
- 100 g Schafskäse
- Apfelessig
- Tomatenöl oder Distelöl
- Kräutersalz

- Für 4 Portionen
- ca. 130 kcal pro Portion

Gemischter Tomatensalat

Fleischtomate in Würfel schneiden, Cocktailtomaten halbieren. Paprika in feine Streifen schneiden. Kopfsalat putzen und in Streifen schneiden. Schalotte und Lauchzwiebel putzen und in feine

ZUTATEN

- 1 Fleischtomate
- 5 rote Cocktailtomaten
- 5 gelbe Cocktailtomaten
- 1 grüne Paprika
- 1 Kopfsalat
- 1 Schalotte
- 1 Lauchzwiebel
- etwas Kräutersalz
- 1 EL Schnittlauch
- Rotweinessig
- Sonnenblumenöl

- Für 4 Portionen
- ca. 80 kcal pro Portion

Ringe schneiden. Die Zutaten in eine Schüssel geben und vorsichtig vermischen. Aus Rotweinessig, Sonnenblumenöl und Schnittlauch eine Marinade zubereiten und mit Kräutersalz abschmecken. Über den Salat geben und vorsichtig vermischen.

Tomaten-Spargel-Salat

Spargel schälen, in kleine Stücke schneiden und garen. Champignons putzen, in feine Scheiben schneiden und in der Butter dünsten. Spargel und Champignons abtropfen lassen. Tomaten enthäuten und in kleine Stücke schneiden. Spargel, Champignons und Tomaten mischen. Die Kräuter in die Tomatenmayonnaise einrühren. Dann auf Spargel, Champignons und Tomaten geben und vorsichtig unterheben. Etwa 2 Stunden stehen lassen.
Tipp: Servieren Sie diesen Salat in Schinkenröllchen.

Tomaten-Krabben-Salat

Die Tomaten und den Apfel in Würfel schneiden. Die Lauchzwiebeln in feine Ringe schneiden. In eine Schüssel geben und vorsichtig mit den Krabben mischen. Aus Rotweinessig, Sonnenblumenöl und Salatmayonnaise eine Marinade zubereiten und mit Kräutersalz abschmecken. Über den Salat geben und vorsichtig unterheben. Etwa 2 Stunden stehen lassen.

ZUTATEN

- 200 g Tomaten
- 300 g Spargel
- 150 g Champignons
- etwas Butter
- Tomatenmayonnaise (Seite 51)
- 1 TL gehackte Petersilie
- 1 TL gehackter Schnittlauch

- Für 4 Portionen
- ca. 50 kcal pro Portion

ZUTATEN

- 6 Rispentomaten
- 150 g Krabben
- 1 Apfel
- 2 Lauchzwiebeln
- Rotweinessig
- 1 EL Sonnenblumenöl
- 3 EL Salatmayonnaise
- Kräutersalz

- Für 4 Portionen
- ca. 150 kcal pro Portion

Antipasti

Bei Antipasti handelt es sich um Vorspeisen, die besonders in südlichen Ländern sehr beliebt sind. Sie lassen sich aber auch gut als Brotbelag, Beilage oder als kleine Zwischenmahlzeit verwenden. Sie werden aus verschiedenen Gemüsesorten, Käse, Fisch und Fleisch zubereitet. Tomaten sind ein wichtiger Bestandteil vieler Antipasti.

Tomaten-Antipasti

Das Olivenöl in einer Pfanne vorsichtig erhitzen. Die Tomaten in Scheiben schneiden und in das heiße Olivenöl geben. Vorsichtig dünsten, dabei gelegentlich wenden. Die gerade weich werdenden Scheiben aus dem Öl nehmen, etwas abtropfen lassen, mit Kräutersalz und fein gehacktem Basilikum würzen, auf einer Platte anrichten und kalt stellen. Gekühlt servieren.

Gefüllte Cocktailtomaten

Von den Tomaten den Ansatz abschneiden und aushöhlen. Im Dampfgarer etwa 5 Minuten garen. Abkühlen lassen und in jede Tomate einen Würfel Schafskäse hineingeben. In mit Kräutersalz gewürztes Olivenöl einlegen. Vor dem Servieren aus dem Olivenöl nehmen und abtropfen lassen.

ZUTATEN

- 8 rote Cocktailtomaten
- 8 Würfel Schafskäse
- Olivenöl
- Kräutersalz

- Für 4 Portionen
- ca. 100 kcal pro Portion

ZUTATEN

- 6 Fleisch- oder Rispentomaten
- Olivenöl
- Kräutersalz
- Basilikum

- Für 4 Portionen
- ca. 70 kcal pro Portion

Tomaten-Paprika-Mix

Die Tomaten in Scheiben schneiden, Paprika putzen und in Streifen schneiden. Das Gemüse in ein Glas füllen. Wasser, Rotweinessig, Kräuter und Gewürze aufkochen und heiß darüber gießen. Das Glas verschließen. Den Sud nach einer Woche noch einmal aufkochen. Tomaten-Paprika-Mix reichen Sie als Antipasti.

ZUTATEN

250 g Rispentomaten
250 g Papikaschoten in verschiedenen Farben
400 ml Rotweinessig
100 ml Wasser
3 Blätter Estragon
5 Blätter Basilikum
1 TL Dill
½ TL Senfkörner
½ TL Pfeffer
1 Lorbeerblatt

- Für 4 Portionen
- ca. 30 kcal pro Portion

Eingelegte Tomaten

Die Tomaten mit einer Gabel einstechen und in ein Glas füllen. Wasser, Obstessig, Kräuter und Gewürze aufkochen und heiß darüber gießen. Das Glas verschließen. Den Sud nach einer Woche noch einmal aufkochen. Eingelegte Tomaten eignen sich als Antipasti ebenso wie als Zutat für Salate.

ZUTATEN

500 g Cocktailtomaten
400 ml Obstessig
100 ml Wasser
3 Blätter Estragon
5 Blätter Basilikum
½ TL Senfkörner
½ TL Pfeffer
1 Lorbeerblatt

- Menge: ca. 500 g
- ca. 90 kcal

Tomatendrinks

Tomatensaft und Tomaten lassen sich in Getränken vielfältig einsetzen. Mit Tomaten können Sie schmackhafte, gesunde Drinks zubereiten. Versuchen Sie auch einmal eigene Ideen, um die gesunde Tomate als Getränk zu genießen. Die hier angegebenen Getränke mit Tomatensaft und Tomaten sollten auf jeden Fall am Tag der Zubereitung, möglichst frisch getrunken werden. Wenn Getränke zur Entfaltung des Geschmacks länger stehen sollten, so ist dies im jeweiligen Rezept angegeben. Wenn Getränke mit Tomatensaft als Zutat ein Eigelb enthalten, ist natürlich in besonderem Maße auf die Frische zu achten.

Tomatendrink

Tomatensaft und Grapefruitsaft verrühren. Mit Kräutersalz und Pfeffer abschmecken. Dann den Joghurt einrühren.

ZUTATEN

1 Glas Tomatensaft
Saft einer halben roten Grapefruit
Kräutersalz
Pfeffer
1 Becher Joghurt

- Für 1 Portion
- ca. 170 kcal

Tomatensaft mit Wassermelone

Die Wassermelonenwürfel in ein Glas geben und mit Tomatensaft auffüllen. Mit Kräutersalz, Pfeffer, Paprika und Muskat abschmecken.

ZUTATEN

1 Glas Tomatensaft
100 g Wassermelone in Würfeln
1 Prise Kräutersalz
1 Prise Pfeffer
1 Prise Paprika
1 Prise Muskat

- Für 1 Portion
- ca. 50 kcal

Tomaten-Buttermilch

Tomatensaft und Buttermilch in ein Glas geben und verrühren.

ZUTATEN

70 ml Tomatensaft
70 ml Buttermilch

- Für 1 Portion
- ca. 30 kcal

TOMATENDRINKS OHNE ALKOHOL

Alkoholfreie Getränke erfreuen sich immer größerer Beliebtheit und sind außerdem gesund. Auf vielen Partys sind gerade die alkoholfreien Getränke sehr beliebt. Entscheidend ist, dass sie schmecken und ihr Aussehen zum Genuss anregt. Mit einer spiralförmigen Tomatenschale verziert sehen sie gleich viel ansprechender aus. Bieten Sie auch zum Kindergeburtstag einmal ein Getränk mit Tomatensaft an.

Gurken-Tomaten-Drink

Tomatensaft, Gurkensaft und Grapefruitsaft in ein Glas geben, verrühren und mit Kräutersalz abschmecken.

ZUTATEN

½ Glas Tomatensaft
¼ Glas Gurkensaft
Saft einer halben Grapefruit
Kräutersalz

- Für 1 Portion
- ca. 70 kcal

Tomaten-Joghurt-Drink

Alle Zutaten im Mixer pürieren. In ein Glas gießen und mit den restlichen Kräutern bestreuen.
Tipp: Anstelle des Naturjoghurts können Sie auch Kefir verwenden.

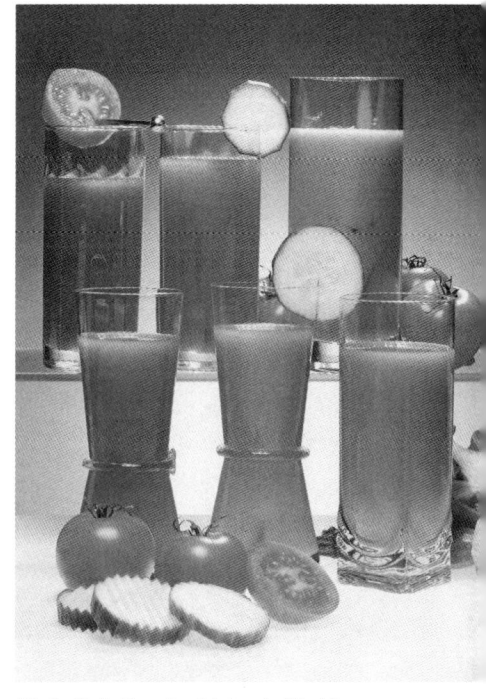

ZUTATEN

1 Becher Naturjoghurt
1 Fleischtomate
1 EL gehackte Kräuter, davon ½ TL beiseite legen
1 Spritzer Sojasauce
Kräutersalz
Pfeffer

- Für 1 Portion
- ca. 140 kcal

Alkoholfreie Tomatendrinks sind bei Jung und Alt beliebt

Prärie-Auster

Nacheinander Worcestersauce, Eigelb, Tomatenketchup, Olivenöl, Zitronensaft, Kräutersalz, Pfeffer und Paprika in ein Glas geben. Nicht verrühren und auf einen Schluck austrinken. Die Prärie-Auster ist das Getränk nach einer langen, feuchtfröhlichen Nacht. Es versorgt den Körper mit Mineral- und Vitalstoffen und vertreibt den Kater.

ZUTATEN

- 2 TL Worcestersauce
- 1 Eigelb
- 2 TL Tomatenketchup
- einige Tropfen Olivenöl
- 1 Spritzer Zitronensaft
- 1 Prise Kräutersalz
- 1 Prise Pfeffer
- 1 Prise Paprika

- Für 1 Portion
- ca. 140 kcal

Tomatenshake

Alle Zutaten in einen Shaker geben und gut schütteln. Eiswürfel in ein Glas geben und den Tomatenshake darüber gießen.

ZUTATEN

- 1/2 Glas Tomatensaft
- Saft einer halben Zitrone
- 1/4 Glas Möhrensaft
- Kräutersalz
- Pfeffer
- 1 Spritzer Tabasco

- Für 1 Portion
- ca. 50 kcal

Tomatenwein

Die Tomate in dünne Scheiben schneiden, in ein Weinglas geben und mit dem Weißwein aufgießen. Etwa 15 Minuten stehen lassen, dann genießen. Der Tomatenwein schmeckt fruchtig und frisch.

ZUTATEN

- 1 Glas trockener Weißwein
- 1/2 Rispentomate

- Für 1 Portion
- ca. 120 kcal

ALKOHOLISCHE GETRÄNKE MIT TOMATEN

Tomatensaft ist wichtiger Bestandteil einiger der bekanntesten Cocktails. Auch mit anderen alkoholischen Getränken kann er kombiniert werden. Aber nicht nur Tomatensaft, auch Tomaten sind eine geschmackliche Bereicherung und eine hübsche Verzierung für viele alkoholhaltige Getränke.

Bloody Mary

Tomatensaft, Wodka und Zitronensaft in einen Shaker geben und schütteln. Mit Pfeffer und Worcestersoße abschmecken.

ZUTATEN

2/3 Glas Tomatensaft
1/3 Glas Wodka
etwas Zitronensaft
Pfeffer
1 Spritzer Worcestersoße

- Für 1 Portion
- ca. 130 kcal

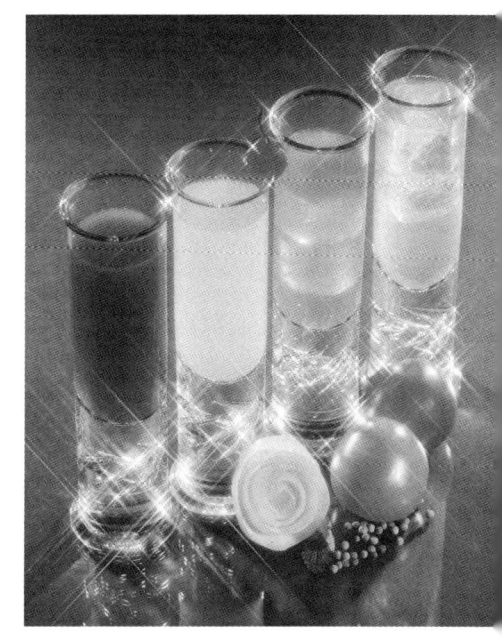

Die Bloody Mary darf nicht fehlen, wenn Drinks angeboten werden

Tomatenbowle

Die Tomaten würfeln und in ein Bowlengefäß geben. Den Wein darüber gießen und etwa zwei Stunden stehen lassen. Vor dem Servieren mit Sekt aufgießen und den Rand des Bowlengefäßes mit spiralförmigen Tomatenschalen verzieren.
Die Tomatenbowle passt gut zu allen Festen im Freien.

ZUTATEN

5 Rispentomaten
1 Flasche trockener Weißwein
1 Flasche Sekt

- Für 4 Portionen
- ca. 310 kcal pro Portion

Fertigprodukte
mit und aus der Tomate

Im Handel ist eine Vielzahl von Fertigprodukten erhältlich, die aus Tomaten bestehen oder zu einem großen Teil Tomaten enthalten. Diese Produkte erleichtern die Arbeit in der Küche erheblich. Oft werden Tomaten Produkten aber auch zugesetzt, um ihnen Farbe zu geben.

Ketchup, pürierte Tomaten, Tomatenmark, Tomatensaft, geschälte Tomaten und viele andere Produkte mit Tomaten werden aus sonnengereiften Freilandtomaten hergestellt, die speziell für diesen Zweck angebaut werden. Diese Produkte enthalten weitaus mehr Vitalstoffe wie etwa Lycopene als frische Treibhaustomaten, die teilweise bereits geerntet werden, wenn sie noch nicht reif sind. Die Fertigprodukte sind also eine gesunde und gleichzeitig schmackhafte Bereicherung unseres Speisezettels. Die Lycopene bleiben auch in den erhitzten und konzentrierten Tomatenprodukten erhalten. Man geht sogar davon aus, dass die Wirkung durch die konzentrierte Form stärker ist.

Einigen im Handel erhältlichen Produkten werden jedoch Zucker und Geschmacksverstärker zugesetzt. Schauen Sie sich die Zutatenliste also genau an und wählen Sie möglichst ungezuckerte Produkte ohne Geschmacksverstärker. Die Qualität ist bei den meisten Produkten gut, es ist also außer dem genannten Punkt eine Frage des persönlichen Geschmacks, des Verwendungszweckes und sicher auch des Preises, für welches Produkt man sich entscheidet.

Man unterscheidet zwischen Produkten, die den Speisen zugesetzt werden wie beispielsweise Tomatenmark oder Tomatensaft einerseites und kompletten Fertiggerichten wie beispielsweise Nudeln mit Tomatensauce andererseits. Viele Produkte unterscheiden sich nur durch Zusatzstoffe und verschiedene Würzrichtungen voneinander. Mit Fertigprodukten können auch anspruchsvolle Gerichte ohne großen Arbeitsaufwand zubereitet werden. Allerdings enthalten die vorgewürzten Produkte in der Regel auch Geschmacksverstärker. Mit frischen oder getrockneten Kräutern und Gewürzen lassen sich Tomatenprodukte schnell im Geschmack den Wünschen anpassen.

Verarbeitete Tomaten

Verarbeitete Tomaten werden in verschiedenen Aufbereitungen angeboten. Sie lassen sich vielfältig einsetzen.

Tomatenfruchtfleisch in Stücken (auch: zerkleinerte Tomaten oder Pizza-Tomaten)
Zutaten: Tomatenfruchtfleisch, Tomatensaft.
Bei Tomatenfruchtfleisch in Stücken handelt es sich um enthäutete, gegarte Tomatenstücke. Sie können zu Suppen, Saucen, Aufläufen, Gemüsegerichten und als Belag von Pizzas und pikanten Kuchen verwendet werden.

Passierte Tomaten
Zutaten: passierte Tomaten, Salz.
Hierbei handelt es sich um enthäutete, gegarte Tomaten, die passiert werden. Passierte Tomaten eignen sich für Nudelgerichte, Reisgerichte, Gemüse, Fleisch, Suppen, Saucen und Pizza.

Tomatenmark, 2fach oder 3fach konzentriert
Zutaten: Tomatenmark, zum Teil Kochsalz.
Bei Tomatenmark handelt es sich um gegarte, fein zerkleinerte Tomaten. Es wird schonend aufkonzentriert. Tomatenmark ist in verschiedenen Verpackungen und Verpackungsgrößen erhältlich. Wer Tomatenmark aus der Tube oder aus der Dose nicht mag, findet es mit einigem Suchen auch in appetitlicher Glasverpackung. Es eignet sich als Würzmittel und zur Farbgebung für fast alle Gerichte. Darüber hinaus gibt es den Gerichten eine feine säuerliche Note. Tomatenmark ist auch mit Würzgemüse erhältlich. Durch die starke Konzentration benötigt man nur eine geringe Menge, um ein Gericht zu würzen oder einer Speise Farbe zu geben. Neben Ketchup ist Tomatenmark wohl die Aufbereitungsform, die am häufigsten verwendet wird.

Geschälte Tomaten
Zutaten: geschälte Tomaten, Tomatensaft.
Hierbei handelt es sich um gegarte, ganze Tomaten, die häufig in Dosen angeboten werden. Sie eignen sich für Gemüsegerichte, Suppen, Saucen, Nudelgerichte und Pizzas. Man kann sie ganz verwenden, aber auch in Stücke schneiden oder mit einem Mixer pürieren.

Tomatensaft
Zutaten: Tomatensaft, Speise- oder Meersalz.
Tomatensaft ist eine gesunde, appetitanregende Erfrischung. Er wird in der Regel aus Tomatensaftkonzentrat hergestellt. Man kann ihn so trinken oder als Zutat für andere Getränke verwenden, aber auch Suppen, Saucen und anderen Tomatengerichten beigeben. Viele Gemüsesäfte enthalten Tomatensaft als Zutat. Zu den klassischen Tomatendrinks gehört die (stark gewürzte) Sangrita.

Getrocknete Tomaten
Zutaten: getrocknete Tomaten, Kochsalz.
Getrocknete Tomaten sind lange haltbar. Sie sind eine ideale Zutat zu Suppen, Saucen und eignen sich als Antipasti. Oft werden sie in Pflanzenöle eingelegt angeboten. In dieser Form sind sie in Gläsern oder an der Salatbar erhältlich. Getrocknete Tomaten sind, wenn man sie nicht selbst herstellt, verhältnismäßig teuer.

Ketchup
Ketchup ist wohl die auf der ganzen Welt gebräuchlichste Verarbeitungsform von Tomaten. Es wird mit unterschiedlichen Zutaten angeboten und passt zu vielen Gerichten. Da es schon fertig gewürzt ist, lässt es sich ganz einfach und schnell anwenden. Pommes frites, Hamburger und Currywurst sind ohne Ketchup undenkbar. Aber auch als Sauce für Gegrilltes und Raclette ist Ketchup beliebt. Es ist in immer mehr Geschmacksrichtungen erhältlich. Probieren Sie auch einmal selbst gemachtes Ketchup aus (Rezepte ab Seite 47). Besonders Kinder versehen gerne alle möglichen Gerichte mit einem Klecks Ketchup – auch wenn sie damit nicht unbedingt die Geschmacksvorlieben der Erwachsenen teilen.

Tomatensaucen
Im Handel sind viele verschiedene fertige Tomatensaucen mit unterschiedlichen Zutaten erhältlich. Es handelt sich hierbei um Saucen, die nur noch erhitzt werden müssen oder den Speisen zugegeben werden. Durch die verschiedenen Würzrichtungen geben sie den Speisen unterschiedliche Geschmacksrichtungen. Glücklicherweise werden heute auch naturbelassene Tomatensaucen ohne die umstrittenen Geschmacksverstärker wie Natriumglutamat vermehrt angeboten. Tomatensaucen werden in Gläsern und Flaschen angeboten, es gibt sie aber auch als Trockenprodukte.

Würzmischungen mit Tomaten

Im Handel sind viele verschiedene Würzmischungen erhältlich, die der Hausfrau und dem Hausmann die Arbeit erleichtern sollen. Für alle Gerichte und jede Gelegenheit gibt es fertige Würzmischungen. Einige dieser Würzmischungen, vor allem italienische, sind auch mit Tomaten als Zutat erhältlich. Die Würzmischungen bestehen ansonsten aus getrockneten Kräutern und Gewürzen.

In den letzten Jahren hat sich auch Pesto, eine Würzmischung in Pflanzenöl, bei uns etabliert. In einigen dieser Würzmischungen sind auch Tomaten enthalten, in der Regel erkennbar an der roten Farbe. Die verschiedenen Würzmischungen in Pflanzenöl sind in kleinen Gläsern erhältlich.

Fertiggerichte mit Tomaten

Fertiggerichte mit Tomaten gibt es in unzählbarer Vielfalt, beispielsweise als Nudel- oder Reisgerichte. Das Angebot ist reichhaltig und nimmt in den Geschäften ganze Regalzonen ein. Auch bei den Fertiggerichten hat sich ein Trend zu vollwertigen Produkten durchgesetzt. Viele naturbelassene Fertiggerichte sind heute auch in Reformhäusern, in Naturkostläden und in den Naturwarenabteilungen der Supermärkte erhältlich. Angeboten werden die Fertiggerichte in Trockenform, aber auch in Dosen, Gläsern und Schalen. Tomaten sind wichtiger Bestandteil fast aller Fertigpizzas.

Im Reformhaus und im gut sortierten Einzelhandel sind verschiedene vegetarische Brotaufstriche erhältlich, die Tomaten oder Tomatenprodukte als Inhaltsstoff enthalten. Darüber hinaus enthalten sie pflanzliche Öle mit mehrfach ungesättigten Fettsäuren und weitere pflanzliche Rohstoffe und Gewürze, die eine gesunde, cholesterinarme Ernährung ermöglichen. Auch das Angebot an Brotaufstrichen ist in den letzten Jahren deutlich größer geworden

Tomaten und Fast Food

Auch viele Fast-Food-Produkte enthalten Tomaten oder Tomatenprodukte als Zutat. Ein Beispiel sind Hamburger. Allerdings sollten Sie daraus nicht schließen, dass Sie mit diesen Produkten eine gesunde, ausgewogene Ernährung erzielen. Fast Food sollte in unserer Ernährung nur einen kleinen Bereich einnehmen.

Nahrungsergänzungsmittel mit Tomaten

Im Zuge der ständig steigenden Zahl der Nahrungsergänzungsmittel kommen auch Nahrungsergänzungsmittel aus und mit Tomaten und Tomatenextrakten in den Handel. Sie enthalten antioxidative Vitalstoffe, vor allem Lycopin. Im Falle einer Erkrankung oder einer geschwächten Abwehr ist die Einnahme dieser Mittel oft sinnvoll. Sie wirken gegen die Schädigungen durch freie Radikale sowie innerlich als Sonnenschutzmittel.

Viele Wissenschaftler gehen aber davon aus, dass bei einer gesunden Ernährung Nahrungsergänzungsmittel für einen gesunden Menschen nicht erforderlich sind. Im Zweifelsfall und um einer Überdosierung vorzubeugen, fragen Sie Ihren Arzt oder Apotheker.

Anhang

Verzeichnis der Abkürzungen

g = Gramm
kg = Kilogramm
l = Liter
ml = Milliliter
EL = Esslöffel
TL = Teelöffel
Msp. = Messerspitze
kcal = Kalorien

Literatur

Bad Heilbrunner Selbstmedikationsdatenbank, Copyright Forschungsstelle für Gesundheitserziehung, Universität Köln, im Internet unter http://www.tee.org

Münzing-Ruef, Ingeborg: Kursbuch gesunde Ernährung, Verlag Zabert Sandmann, München, 1997

Oberritter, Helmut: Vitamin- und Mineralstofftabelle, FALKEN Verlag, Niedernhausen, 1997

Waniorek, Linda und Axel: Energie und Schönheit aus der Grapefruit, mvg-verlag, Landsberg am Lech, 1998

Waniorek, Linda und Axel: Die Heilkraft der Öle, FALKEN Verlag, Niedernhausen, 1998

Register

Abwehrkräfte 17 f.
Aids 23
Allergien 23 f.
Alterung 24
Alzheimerkrankheit 25
Antioxidanzien 14, 33 f., 39 f., 78
Appetit, mangelnder 25
Aromastoffe 12 f.
Arteriosklerose 26

Bauchspeicheldrüse,
Probleme mit der 26 f.
Beta-Carotin 12 ff., 17, 28, 34, 36, 38

Cholesterin, erhöhte Werte 27

Darmkrebs 27 f.
Darmprobleme 28
Diabetes 15, 28, 30
Diät 29
DNA-Schädigungen 29 f.

Entzündungen 30

Farbstoffe 13 f.
freie Radikale 12, 14, 17 f., 25, 28, 34 ff., 39 f., 78
Fruchtsäuren 14 f.

Geschmacksverstärker 21, 74 f., 77
Gicht 30, 39

Haarprobleme 31
Hautalterung 31
Herzbeschwerden 31 f.
Herzinfarkt 32

Immunsystem 24, 27 f., 32 ff.
Infektionskrankheiten 17 f., 33

Kohlehydrate 15
Krebserkrankungen 8, 13 ff., 18, 28, 33 f., 38, 40
Kreislaufbeschwerden 35

Lebererkrankungen 8, 35
Lycopene (Lycopin) 12 ff., 17 ff., 24 ff., 32, 34, 36 ff., 40, 74, 78

Magnesium 15 f.
Mineralstoffe 14 ff., 18 f., 30, 32, 35, 38, 72

Nachtblindheit 36
Nahrungsergänzungsmittel 78
Nierenerkrankungen 8, 36

Oxidativer Stress 12, 14, 36
Ozon, Schädigungen durch 37

Prostatakrebs 37
Provitamin A 13, 17, 25, 28, 36

Rheuma 37 f.

Säure-Basen-Haushalt 16, 37 ff.
Sinnesorgane, Störungen der 38
Sonnenbrand 38
Sonnenschutz 38 ff., 78
Spurenelemente 18, 30, 32
Stoffwechsel 15 f., 25, 30, 35
Strahlenschäden 39

Tomaten
aus biologischem Anbau 11
genmanipulierte 11
Inhaltsstoffe 12 ff.
sonnengereifte 9, 11, 13, 74
Tomatenkur 42 f.
Tumoren, gutartige 39

Übersäuerung 37, 39

Vitamine 14, 16 ff., 28, 30, 32, 34 f., 38
Vorbräunung 40

Zellalterung 12, 24, 40
Zellschutz 40
Zuckerzusatz 21, 74